「休み時間の
免疫学」
第3版

弘前大学医学部　臨床検査医学講座
／同附属病院　感染制御センター
齋藤紀先
Norihiro Saito

講談社

◆本書におけるおおまかな色分け（Stage 1～88まで，Stage 89
　～は無関係）

黄マーカー：総じて重要なポイント
　　　　紫：微生物，感染症
　　　　緑：自然免疫
　　　　赤：体液性免疫，好中球または好酸球性炎症
　　　　青：細胞性免疫，リンパ球性炎症，Ⅳ型アレルギー
　　ピンク：アレルギー総論〜Ⅰ型アレルギー（即時型反応まで）
　　　　茶：Ⅱ型アレルギー
　　　深緑：Ⅲ型アレルギー

ブックデザイン｜安田あたる
カバーイラスト｜Martine

休み時間の免疫学・第3版　まえがき

　私がこの『休み時間の免疫学（初版）』を執筆してからもう13年が経ちました．若かった当時はこわいもの知らずで，とにかく「わかりやすくて必要最低限の知識を得たい学生のための参考書を作りたい」という勢いのみで執筆しました．不十分・不適切な部分も多々ありましたが，少なくとも「わかりやすさ」においては高い評価をいただき，さらに6年前の第2版でも皆様から好評を得ることができました．しかし，免疫学は本当に日進月歩で，あっという間に新しい知識，考え方，あるいは言葉の変化があり，当時は「これで十分だろう」といった常識レベルの内容がどんどん増え，そして変化もしています．それを踏まえ，感染の基本，免疫防御反応，アレルギー反応等の（現時点での）常識レベルと思われるポイントをさらに見直し，第2版のかなりのページを修正，加筆しました（第2版から約50頁の増量となりました）．ここに改訂第3版としてお届けしたいと思います．

　本書は，感染症や免疫・アレルギーを勉強する際の最初の本として，医師，歯科医師，薬剤師，臨床検査技師，看護師，そのほか生物学系の大学生や研究の初学者を対象に執筆しています．付録の問題集は，上記の国家試験から100問を選択し，それらが本書の勉強で解けるように心がけました．そのため分子生物学的な免疫学よりは臨床医学的な内容が多くなっています．それでも，これまで同様，専門職でない方でも読めるようにわかりやすい表現を心がけ，おおまかに正しいと考えたところはあえて言い切った表現で書きました．各分野の専門の先生方からすれば不適切・不正確な箇所も多々あるかもしれませんが，あくまでも免疫学の「わかりやすさ」「おもしろさ」「最小限」を優先して執筆しておりますので，何卒ご了承ください．

　最後に私が13年にわたって多くの方々に読まれるような本書を書くことができたのは，私の家族はもちろん，職場の皆様のご協力や励ましがあってこそです．この場を借りてお礼を申し上げます．

　編集・出版に関しましては，講談社サイエンティフィクの野上三貴様，三浦洋一郎様らに何度もお世話になっております．深く感謝申し上げます．また，第4版を執筆する日が5～7年くらいで来ることでしょう．その時はまたよろしくお願い申し上げます．読者の皆様も，その時はまた最新で最小の免疫学マニュアルとしてご利用いただければ幸いです．

　　　　　　　　　　　　　　　　　　　　　　2018年1月　齋藤紀先

休み時間の免疫学　第3版　contents

まえがき　iii

Chapter 1　細菌感染に対する防御反応のストーリー　1

- Stage 01　保菌と感染　2
- Stage 02　炎症とは？　4
- Stage 03　マクロファージ，樹状細胞，マスト細胞　6
- Stage 04　炎症性サイトカイン，ケモカイン，脂質メディエーター　8
- Stage 05　マクロファージや好中球の貪食(どんしょく)作用　10
- Stage 06　抗体とその役割　12
- Stage 07　細菌防御のストーリー：小まとめ　14
- Level Up 1 ◆オートファジー（Autophagy）　15

《Chapter 1　練習問題・解答》16

Chapter 2　細菌感染における抗体産生のストーリー　17

- Stage 08　自然免疫と抗体による体液性免疫　18
- Stage 09　免疫細胞の通り道〜リンパ管　20
- Stage 10　B細胞の基本的な特徴　22
- Stage 11　抗原提示細胞　24
- Stage 12　抗原提示を受ける細胞はT細胞　26
- Stage 13　抗原提示と共刺激（コスティミュレーション）　28
- Stage 14　CD4陽性ナイーブT細胞の分化　30
- Stage 15　ヘルパーT細胞が産生するサイトカイン　32
- Stage 16　IgG産生のゴール　34

《Chapter 2　練習問題・解答》37

Chapter 3　ウイルスに対する防御反応のストーリー　39

- Stage 17　細菌とウイルスの違い　40

Stage 18　ウイルスの細胞内侵入→感染　42
Stage 19　ウイルス防御のゴール：細胞性免疫　44
Stage 20　ウイルス感染における自然免疫①　46
Stage 21　ウイルス感染における自然免疫②　48
Stage 22　ウイルス感染細胞の抗原提示　50
　Level Up 2 ◆MHC分子と抗原提示　52
　Column 1 ●かぜは薬や点滴では治らない！　53
Stage 23　細胞傷害性T細胞の増殖と活性化　54
Stage 24　活性化マクロファージ　56
Stage 25　自然免疫〜細胞性免疫のまとめ　58
　Column 2 ●インフルエンザワクチンは効かない！？　60
Stage 26　体液性免疫か細胞性免疫か　62
Stage 27　中和抗体　64
Stage 28　体液性免疫／細胞性免疫の総まとめ　66
　Column 3 ●なぜ麻疹（はしか）にまたかかるのか？　68
《Chapter 3　練習問題・解答》69

Chapter 4　補体と免疫細胞　71

Stage 29　補体の働き　72
Stage 30　補体の活性化経路　74
Stage 31　白血球　76
　Level Up 3 ◆補体の検査とその評価　77
Stage 32　好中球　78
Stage 33　単球・マクロファージ　80
Stage 34　樹状細胞　82
Stage 35　NK細胞とNKT細胞　84
《Chapter 4　練習問題・解答》85

Chapter 5　適応免疫に関わる物質〜抗体・抗原　87

Stage 36　抗体の構造と働き　88
Stage 37　IgMからIgGへ　90

Stage 38　IgA と局所免疫　92
Stage 39　抗原　94
《Chapter 5　練習問題・解答》96

Chapter 6　適応免疫に関わる細胞〜リンパ球の世界　97

Stage 40　B 細胞の分化とメモリー B 細胞　98
Stage 41　B 細胞とクラススイッチ　100
Stage 42　T 細胞の発生と分化　102
Stage 43　ヘルパー T 細胞と細胞傷害性 T 細胞　104
Stage 44　Th1 と Th2 の関係　106
Stage 45　Th17 と Treg の関係　108
Stage 46　細胞傷害性 T 細胞による細胞破壊　110
Stage 47　適応免疫反応の終わらせ方　112
Stage 48　B 細胞・T 細胞の多様性①　114
Stage 49　B 細胞・T 細胞の多様性②　116
Stage 50　胸腺による T 細胞の選択①　118
Stage 51　胸腺による T 細胞の選択②　120
　Level Up 4 ◆ Th9 細胞と IL-9 の話題　122
　Level Up 5 ◆ Th1/Th2 セオリーの限界　123
Stage 52　自然リンパ球（ILC）　124
《Chapter 6　練習問題・解答》126

Chapter 7　免疫による感染症の防御　129

Stage 53　炎症のメカニズム　130
　Level Up 6 ◆ 発熱のしくみ　133
Satge 54　炎症，細菌感染の評価①　134
Satge 55　炎症，細菌感染の評価②　136
Satge 56　結核の診断と IFN-γ 遊離試験（IGRA）　138
Stage 57　B 型肝炎ウイルスの感染と抗体の変化　140
Stage 58　能動免疫（ワクチン）と受動免疫　142
Stage 59　免疫の記憶とワクチンの目的　144

Level Up 7 ◆アジュバント　146
Level Up 8 ◆小児のワクチン接種　147
Stage 60　全身性炎症反応症候群（SIRS）　148
《Chapter 7　練習問題・解答》150

Chapter 8　過剰・異常な免疫による疾患のメカニズムⅠ
：Ⅰ型アレルギー　151

Stage 61　アレルギー反応とは？　152
Stage 62　Ⅰ型アレルギー①　アレルギー体質とは？　154
Stage 63　Ⅰ型アレルギー②　マスト細胞　156
Stage 64　Ⅰ型アレルギー③　脂質メディエーター　158
Stage 65　Ⅰ型アレルギー④　即時型アレルギー反応　160
Stage 66　Ⅰ型アレルギー⑤　遅延型反応への移行　162
Stage 67　Ⅰ型アレルギー⑥　好酸球による慢性炎症　164
Stage 68　Ⅰ型アレルギー⑦　Ⅰ型アレルギー疾患の特徴　166
Stage 69　体液性免疫を介さないⅠ型アレルギーの機序　168
Level Up 9 ◆アスピリン喘息　170
Level Up 10 ◆好酸球は何のためにある？　171
《Chapter 8　練習問題・解答》172

Chapter 9　過剰・異常な免疫による疾患のメカニズムⅡ
：Ⅰ型アレルギー以外の免疫疾患　175

Stage 70　Ⅱ型アレルギー①　自己抗体　176
Stage 71　Ⅱ型アレルギー②　ABO不適合輸血　178
Level Up 11 ◆Rh式血液型不適合妊娠　181
Stage 72　Ⅲ型アレルギー①　血清病　182
Stage 73　Ⅲ型アレルギー②　膠原病その他　184
Stage 74　自己抗体と自己免疫疾患　186
Stage 75　Ⅳ型アレルギー①　Tcによる遅延型アレルギー反応　188
Stage 76　Ⅳ型アレルギー②　移植片拒絶反応　190
Stage 77　アレルギー反応のまとめ　192
Level Up 12 ◆骨髄移植における移植片対宿主病（GVHD）　195
Stage 78　先天性免疫不全①　リンパ球の機能不全　196

Stage 79　先天性免疫不全②　好中球の機能不全　199
　　Level Up 13 ◆ 粘膜リンパ組織（MALT）　201
Stage 80　後天性免疫不全症候群：AIDS　202
　　Level Up 14 ◆ HIV の増殖と共受容体　204
　　Column 4 ● 「免疫」は万能なシステムではない！　205
Stage 81　がんと免疫　206
Stage 82　がん細胞に対する免疫療法　208
Stage 83　ストレスと免疫①　ストレスホルモン　210
Stage 84　ストレスと免疫②　アレルギーへの影響　212
《Chapter 9　練習問題・解答》214

Chapter 10　免疫細胞を制御するもの ～分子生物学へ　217

Stage 85　サイトカイン　218
Stage 86　ケモカイン　220
Stage 87　接着分子　222
Stage 88　細胞移動のメカニズム　224
Stage 89　細胞内シグナル①　蛋白キナーゼ　226
Stage 90　細胞内シグナル②　受容体の種類と活性化　228
Stage 91　細胞内シグナル③　細胞増殖／アポトーシスの制御　230
Stage 92　細胞内シグナル④　T 細胞分化における STAT の役割　232
Stage 93　細胞内シグナル⑤　種々のシグナル伝達物質　234
Stage 94　細胞内シグナル⑥　NFκB の活性化　236
Stage 95　細胞内シグナルのまとめ　238
《Chapter 10　練習問題・解答》240

付録　国家試験問題 100 問にチャレンジ！　241
解答＆参照 Stage と正解へのヒント　257

参考図書　259
Special Thanks　259
索引　260

- □ 保菌と感染
- □ 炎症とは？
- □ マクロファージ，樹状細胞，マスト細胞
- □ 炎症性サイトカイン，ケモカイン，脂質メディエーター
- □ マクロファージや好中球の貪食作用
- □ 抗体とその役割
- □ 細菌防御のストーリー：小まとめ
- □ Chapter 1　練習問題・解答

Chapter 1
細菌感染に対する防御反応のストーリー

　どんなに清潔な暮らしをしていても，私たちの周りにはいつもバイ菌が存在しています．病院の無菌室にでもいない限り，私たちはバイ菌と一緒に暮らしているようなものです．そんななかで私たちは常にバイ菌をやっつけながら健康を保っています．そこで私たちがどのようにバイ菌をやっつけているのかをゆっくり理解していきましょう．
　ところで，バイ菌といってもいろんな奴がいて，その種類によってやっつける方法もかなり違ってきます．この章では，外部から侵入してきた細菌を，認識，排除するまでの過程についてお話します．

Chapter 1 細菌感染に対する防御反応のストーリー

Stage 01 保菌と感染

「いる」ことと「悪さする」ことは別問題！

　私たちは生まれてから日常的に無数の「微生物」に接触しています．微生物とは，おおまかに「細菌」「ウイルス」「真菌（カビ）」「寄生虫」に分類されますが，とくに**細菌は外部から侵入するだけでなく，普段から私たちの体内にずっと居続け，いい意味でも悪い意味でも共存している**ことが多いのです．たとえば，皮膚にはブドウ球菌，口内にはレンサ球菌，大腸には大腸菌など，数々の細菌が良くも悪くも常に「正常細菌叢（そう）」として存在しています．正常細菌叢は新たに侵入してくる微生物がそこで増殖するのを防ぐのに役立っています．納豆や味噌，キムチやヨーグルトが（酸化することはあっても）めったに腐らないのは，その中に思いっきり大量の菌がすでに存在しているからです．一方悪い意味では，口内や腸管にいる嫌気性菌，胃潰瘍の原因となるピロリ菌，肝炎ウイルスなど，なんらかのきっかけで悪さをする微生物とも我々は共存しているのです．

　このように，体の中に「菌がいる」という事実があっても，それが正常（普通）であったり病気として発症していない状態であることを**「保菌」**といいます．一方，**微生物の体内での異常増殖**によって病気としてなんらかの症状が出ている状態を**「感染症（の発症）」**といいます．

私たちを苦しめる「感染症」

　私たちがよく経験する「細菌」感染症は，ニキビが腫れてちょっと白っぽく膨らんだ状態や，爪を深く切りすぎてしまって爪の横が腫れて青白っぽくなったあの状態……それが実際よく目にする細菌感染症の例です．表面的には見えない細菌感染症では「肺炎」「扁桃腺炎」「膀胱炎」などが多いのですが，普段健康な人にはあまり縁がありませんね．

　一方，「ウイルス」感染症ではみなさんおなじみの「かぜ」や「インフルエンザ」がその代表です．また，「真菌（カビ）」による感染症は足の「水虫（白癬（はくせん））」など皮膚の真菌感染症が見かけられます．「寄生虫」は大きい

ものは内臓や腸の中に寄生したり，小さいものは細胞の中に寄生したりします（**図1**）．このようにさまざまな病原微生物によって，私たちの体は常に「感染症」の危険にさらされているのです．

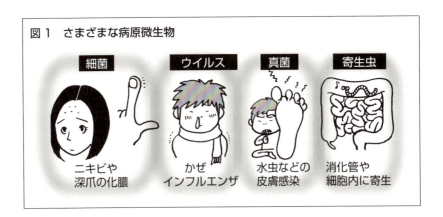

図1 さまざまな病原微生物

memo 「多剤耐性菌」と「保菌」

近年，病院でほとんどの抗生物質が効かないやっかいな細菌，すなわち「多剤耐性菌」が注目されています．その代表がMRSA（メチシリン耐性黄色ブドウ球菌）です．一昔前はこの菌が検出されると病院内は大騒ぎで，その患者を隔離したり，この菌にも効くバンコマイシンといった専用の抗菌薬を投与してこの菌を全滅させようと躍起になりました．しかし，いまとなってはMRSAもありふれた菌で，鼻腔や痰にMRSAが存在したまま，すなわちMRSAを「保菌」したままでも，とくに「感染症」として発症していない限り，普通に家庭や施設で過ごせます．MRSAが体に入ったとしても，健康な人であればいずれ自分の免疫で駆除してしまうか，正常細菌叢によって駆逐されてしまいます．しかし高齢者や，免疫の弱った人，正常細菌叢の弱った人では，そのような耐性菌の保菌が長く続くことがあります．それでも，その菌による「感染症」として発症していなければ，**すなわち「保菌」であるうちは治療の必要はありません**．周囲の人も抵抗力が弱くMRSAによる感染症のリスクが高いような人でなければとくに問題はありません．

POINT 01

- ◆「保菌」とは，菌が存在していても，それが正常であったり病気として発症していない状態であること
- ◆「感染症」とは，微生物の体内への侵入・増殖によって病気としてなんらかの症状が出る状態のこと

Chapter 1 細菌感染に対する防御反応のストーリー

Stage 02 炎症とは？
戦いが終われば傷も治る

　微生物が体内に侵入して，自分の体がそれを「悪いもの（異物）だ」と判断した場合，最終的に「炎症」という戦闘状態になります．そして炎症が終わる（戦いが終わる）と感染症は治っていきます．ここでは「炎症」とは何かを理解しましょう．

化膿性炎症

　さて，ここからは「細菌」感染症に話をしぼります．ちょっと汚いですが，ニキビや深爪をしぼると出てくるあの白っぽい液は，膿といいます．ところでそういう状態のときには膿が出る前から，**赤くなって**，**腫れて**，**痛くなり**，そして**熱をもった状態**になりますね．この①**発赤**　②**腫脹**　③**疼痛**　④**発熱**　という4つの状態になることを**「炎症」**といいます．そして最終的に膿が出るような炎症のことを**「化膿性炎症」**といいます．ここで膿をとり出し，グラム染色という方法で色をつけ，顕微鏡で見てみましょう．

　すると**「好中球」**とよばれる白血球細胞や，ツブツブした「細菌」をたくさん見ることができます（**図2**）．また中には，その好中球の中に細菌が入っている姿も見ることができます（**図2右**）．これは細菌が好中球に食べられた様子を表しています．このように**白血球が細菌などの異物を食べてしまうことを貪食**といいます．「膿」とは細菌を貪食した多数の好中球が残骸となってできたものです．

　細菌，特に上記のような**化膿性炎症を引き起こす菌（化膿菌）を最終的にやっつける主役は好中球**です．すなわち好中球が細菌をどんどん貪食していけば細菌の数は減り，膿は出ますが感染症自体は治っていくのです．みなさんも膿が出るころには，そろそろ傷も治りかけであることを経験的に知っているでしょう．

　このように細菌をやっつける最終的なゴールは，「好中球に細菌を食べ

4　　関連項目▶ 好中球の特徴→ Stage 32，炎症→ Stage 53

図2 細菌は「好中球」に貪食される

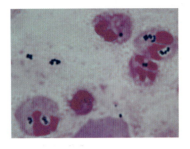
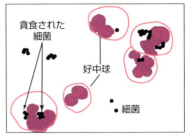

てもらう」ということでした．では，どうすれば好中球は細菌を食べようとしてくれるのでしょうか．細菌が傷口から体内の組織に入ったとき，そこには好中球が待ち構えていて……といけば話は簡単ですがそうはいきません．そもそも好中球は通常，血管の中をぐるぐる流れていて組織にはほとんどいないのです．また好中球は，何の手続きもふまないうちは，積極的に細菌を食べようとはしてくれません．そのゴール（化膿性炎症）に至るまでには長い物語があるのです．あせらずゆっくり理解していきましょう．

memo　炎症の分類

炎症は，その原因によって炎症のタイプが異なります．炎症のタイプを分類しようとすると，形態学・組織学的な分類，微生物学的，免疫学的，病理学的な視点からの分類でいろいろ違ってくると思いますが（→S52），本書では臨床医学的に病態を理解するため，①好中球性・化膿性炎症，②リンパ球性・肉芽腫性炎症，③アレルギー性炎症 の3つに分けて解説しています．Chapter 1〜2は①好中球性・化膿性炎症，Chapter 3は②リンパ球性・肉芽腫性炎症，Chapter 8以降は主に③アレルギー性炎症について解説しています．

POINT 02

◆「炎症」とは，①発赤　②腫脹　③疼痛　④発熱
◆好中球は化膿性炎症を引き起こす細菌（化膿菌）を貪食し，その残骸が膿になる

Chapter 1 細菌感染に対する防御反応のストーリー

Stage 03 マクロファージ，樹状細胞，マスト細胞
外敵を見分ける3人の監視員

　爪の横が傷ついて，そこから細菌が侵入してきたところを想定しましょう．皮下の組織には**マクロファージ，樹状細胞，マスト細胞（肥満細胞）**という主に3人の監視員がいます．彼らは今後，何度も登場しますが，まず彼らがどうやって侵入してきた異物を「これは細菌だ！」と認識しているのか勉強しましょう．

外敵をおおまかに判別する受容体：Toll like receptor（TLR）

　皮下組織には，平和なときにも常に外敵がいないか目を光らせている監視員として，マクロファージ，樹状細胞，マスト細胞（肥満細胞）が常駐しています．これらの細胞は，相手がどんなやつなのかがある程度わかる感知器をもっていて，それが**Toll like receptor（以下，TLR）**とよばれる受容体です．一般に，ある特定の分子と結合するものを「受容体」といい，その結合する相手のことを「リガンド」とよびます．**受容体を鍵穴，リガンドを鍵**とイメージしてください（図3）．

　異物が侵入してくると，上記の監視員たちがもつTLRに，**外敵（細菌）の成分がリガンドとして結合**します．その結合によってマクロファージ，樹状細胞，マスト細胞は侵入した**相手が何者だかおおまかに認識**することができるのです．たとえばマクロファージはさまざまな種類の外敵を認識するために種々のTLR（ファミリー）をもちますが，なかでも**TLR4はグラム陰性菌の細胞壁成分であるLPS（リポ多糖）**を認識し，**TLR2はグラム陽性菌がもつリポテイコ酸**や，細菌が共通にもつ細胞壁のペプチドグリカンを認識します．

　TLRはその種類によって，細菌だけでなくウイルスや真菌の成分などを異物として認識することができます．ヒトの細胞のTLRは現在10種類以上見つかっていますが，初学者のみなさんはまず，本書で出てくるものだけでも覚えておきましょう．

6　関連項目▶マクロファージ→ Stage 33

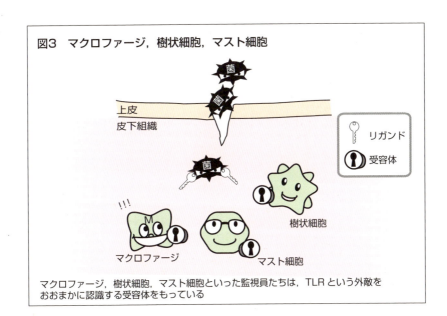

図3 マクロファージ，樹状細胞，マスト細胞

マクロファージ，樹状細胞，マスト細胞といった監視員たちは，TLR という外敵をおおまかに認識する受容体をもっている

パターン認識受容体（PRRs：pattern recognition receptors）

（ここは初学者の方は読み流して OK です）

TLR ファミリーは特定の分子を認識するのでなく，おおまかな分子の特徴（パターン）を認識するので，「パターン認識受容体：PRRs」の1つです（TLR 以外にも多くのパターン認識受容体があります）．パターン認識受容体は，病原体に常に存在し（進化上保存されている），しかも病原体に特異的な（人間にはない）パターンを認識することができます．

一方，パターン認識受容体が認識できる異物の構造（すなわちリガンド側）には，病原体がもつ「病原体関連分子パターン（PAMPs：pathogen-associated molecular patterns）」や，自分の細胞が傷害されたときに産生する「ダメージ関連分子パターン（DAMPs：damage-associated molecular patterns）」があります．

POINT 03

- ◆ マクロファージ，樹状細胞，マスト細胞などの監視員は，外敵をおおまかに認識するための受容体（Toll like receptor：TLR）をもつ
- ◆ TLR4 のリガンド：グラム陰性菌の LPS（リポ多糖）
- ◆ TLR2 のリガンド：グラム陽性菌のリポテイコ酸，細菌共通のペプチドグリカン

Chapter 1 細菌感染に対する防御反応のストーリー

Stage 04 炎症性サイトカイン, ケモカイン, 脂質メディエーター
敵が来たぞー！ みんなに連絡だ！

　侵入してきた異物を「外敵だ」と認識した監視員たちは，まずは周囲に「敵が来た」という情報を伝え，味方を集めます．

マクロファージ，樹状細胞，マスト細胞がつくる連絡物質

　TLRによって異物の侵入（ここでは細菌とします）を認識したマクロファージ，樹状細胞，マスト細胞は，周囲に「敵が来た」という情報を伝え，感染のゴールである炎症を引き起こすための物質をつくり始めます．その連絡物質が，==炎症性サイトカイン，ケモカイン，脂質メディエーター==とよばれるものです．3種類ともそれぞれ多数の物質がありますが，ここでは本当に代表的なものだけを取り上げ，おおまかな役目を覚えましょう．

炎症性サイトカイン

　炎症性サイトカインの代表は==IL-1（インターロイキン-1），IL-6，TNF-α==です．これらは主にマクロファージ，樹状細胞，マスト細胞から分泌され，血管の内皮細胞に働きかけます．==血管の内皮細胞はこれらの炎症性サイトカインを浴びると，血管内腔を拡張==して血液の流れをゆっくりにしたり，血管の細胞と細胞の隙間を広げ，血液中を流れている好中球やそのほかの免疫細胞が組織に出て行きやすいように反応します．

ケモカイン

　ケモカインとは==「白血球をよび寄せる（遊走させる）物質」==のことをいいます．外敵を認識したマクロファージやマスト細胞は，生体防御（免疫細胞）の仲間である==好中球を近くによび寄せるため，IL-8（別名CXCL8）に代表されるケモカイン==を放出します．また，細菌はバカなのでマクロファージや好中球をよび寄せる物質を自ら出すこともあります．マクロファージはもともと体内の各組織に点在しているので集まるのも簡

関連項目▶ 炎症性サイトカイン→Stage 60, Stage 85
ケモカイン→Stage 86, 脂質メディエーター→Stage 64

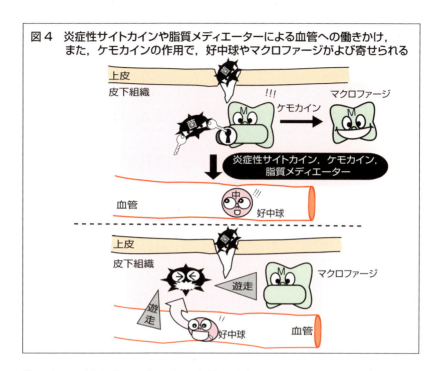

図4 炎症性サイトカインや脂質メディエーターによる血管への働きかけ，また，ケモカインの作用で，好中球やマクロファージがよび寄せられる

単ですが，好中球のほとんどは血管の中を流れています．ということは，好中球はわざわざ血管から抜け出して，菌のところまで移動しなければなりません．そのためにも，ケモカインの働きが非常に重要なのです（**図4**）．

脂質メディエーター

　外敵を認識したマクロファージやマスト細胞は，その刺激により細胞膜を構成するリン脂質から種々の脂質メディエーターとよばれる物質を産生します．その代表は，**プロスタグランジン（PG），ロイコトリエン（LT），PAF（血小板活性化因子）**です．これらの脂質メディエーターも，上記の炎症性サイトカインと同様，**主に血管内皮細胞に働き，血管の拡張や血管の透過性を亢進**します．

POINT 04

◆マクロファージ，樹状細胞，マスト細胞がつくる代表的炎症物質
・炎症性サイトカイン：IL-1, IL-6, TNF-α →血管拡張・透過性↑
・ケモカイン　　　　：IL-8（CXCL8）　　→好中球の遊走因子
・脂質メディエーター：PG, LT, PAF　　　→血管拡張・透過性↑

Chapter 1 | 細菌感染に対する防御反応のストーリー

Stage 05 マクロファージや好中球の貪食作用
おおまかにあやしければ食べる！

　マクロファージはもとは「単球」とよばれる白血球で，第一線の防御を行うために絶えず血管から組織へ出てきています．また，**マクロファージや好中球といった異物を食べて消化・殺菌する能力のある細胞を「食細胞（貪食細胞）」**といいます．前 Stage で登場した，炎症性サイトカイン，ケモカイン，脂質メディエーターによって現場に集められたマクロファージや好中球は，外敵と見なした異物，すなわち細菌を貪食し始めます．

疑わしければ食べよ

　貪食細胞（主にマクロファージ）はその TLR の刺激などにより，「ちょっとでもあやしい」と認識すると「相手が誰であっても無差別に」食べてしまう性質をもっています．この==「相手が誰でも無差別に」==という意味を，生物学用語では==「非特異的」==と表現します．すなわちマクロファージは，細菌だろうがウイルスだろうが何かのゴミだろうが，異物と認識できるものに対してはとりあえず「非特異的」に貪食しようとします（**図5**）．好中球も TLR をもち，その「あやしければ食べる」といった性質はありますが，この時点での**非特異的な貪食の主役はマクロファージ**です．

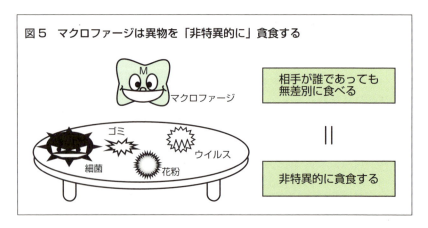

図5　マクロファージは異物を「非特異的に」貪食する

「非特異的」な貪食の限界

ところがこの非特異的な貪食には限界があり，その主役のマクロファージですら食べる力はまだそれほど強くありません．いくら相手がおおまかにあやしいからといって，個々の識別をせずにどんどん殺し続けてしまうのは過剰防衛というものです．そのため，細菌が明らかに少数であったり弱い奴ら（食べやすい細菌）だったとき以外，すべてを食べきることはできません．

memo **エンドサイトーシス（飲食作用）**
細胞膜の一部が陥入して細胞内に小胞が形成され，なんらかの物質がその細胞内に取り込まれる過程を「エンドサイトーシス（飲食作用）」といいます．エンドサイトーシスはさらに，微生物や細胞の破片などを取り込み，細胞内に大型の粒子が形成される貪食作用（**ファゴサイトーシス**）と，液体と可溶性蛋白を取り込み，細胞内に小さな小胞が形成される飲作用（**ピノサイトーシス**）があります．

memo **ファゴサイトーシス（貪食作用）**
貪食作用を専門用語では「ファゴサイトーシス」といい，定義としては直径 1 μm 以上の粒子を細胞内に取り込む作用のことをいいます．多くの細胞が貪食作用をもちますが，マクロファージ，好中球，樹状細胞がとくにその能力が高い細胞です．ただし，後述する抗原物質のオプソニン化（→ S06）やその場のサイトカインの状況によってその貪食作用の強さは異なります．

POINT 05
◆ 貪食細胞（マクロファージや好中球）は非特異的に（無差別に）細菌を貪食しようとする
◆ しかし非特異的な段階ではまだその貪食能は弱い

Chapter 1 細菌感染に対する防御反応のストーリー

Stage 06 抗体とその役割
～菌をおいしくする最高の調味料！～

　マクロファージや好中球の非特異的な貪食（防御）によって外敵をやっつけきれればそれでよいのですが，ときに細菌が大勢だったり，貪食しにくいやつだったりして，その非特異的な貪食（防御）が突破されることがあります．その場合にはどのような防御反応が行われるのでしょうか．

抗体→「特異的」な貪食へ

　そこで必要となるのが抗体です．**抗体とはあらかじめ決められた１つの敵に向かって結合するレーダーのような物質**です．この**「相手がはっきり１つに決まっている」**ことを生物学用語で**「特異的」**と表現します．すなわち**抗○○抗体は○○に対してのみ「特異的」に結合**します．

　たとえば表面に物質 a をもつ A 菌が体内に侵入したと仮定します．そのとき私たちの体内に「抗 a 抗体（抗を略して a 抗体とよぶこともあります）」があれば，それが特異的に A 菌表面の物質 a に結合します（**図 6-1**）．また，**抗体がくっつく相手（敵）のことを抗原**といいます．この例では A 菌表面の物質 a が抗原ですね．

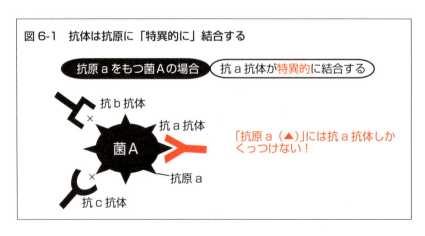

図 6-1　抗体は抗原に「特異的に」結合する

関連項目▶ 抗体→ Stage 36，好中球→ Stage 32

ところで，抗体は何のために抗原（敵）にくっつくのでしょう？ 敵にくっついて何かいいことがあるのでしょうか．

抗体の役目

実は本当にすごくいいことがあるのです．細菌の表面に抗体が結合すると，好中球はその細菌がむしょうに食べたくなるのです．マクロファージも抗体がついて食べやすくなるとガツガツしだしますが，**抗体で味付けされた細菌を食べる主役は好中球**です．好中球はここでやっと本領を発揮し，その細菌を特異的にパクパク貪食し始めます．すなわち**抗体の役目は「異物（抗原）に結合して好中球などの貪食細胞が食べやすいようにする」**ことです．この抗体の「味付けする・食べやすくする」仕事のことを**オプソニン化**といいます（**図 6-2**）．

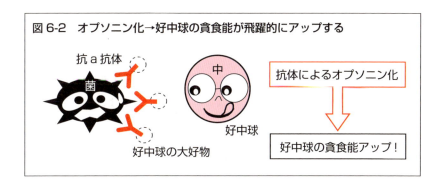

このように細菌の貪食を行う（または行った）多数の好中球の残骸が膿となり，その部位にたまることになります．

POINT 06

◆ マクロファージや好中球の非特異的防御が突破されると
　→その細菌に「特異的な」抗体につかまる（オプソニン化）
　→オプソニン化された細菌は好中球に貪食されやすくなる

Chapter 1 | 細菌感染に対する防御反応のストーリー

Stage 07 細菌防御のストーリー：小まとめ
まずはおおまかに流れをつかめ！

　さて，細菌が体内に侵入してから膿ができるまで，すなわち「化膿性炎症」が生じるゴールにようやくたどり着きました．ここでもう一度，細菌防御のストーリーをまとめましょう．

【細菌防御のストーリー】

細菌が体内組織に侵入

→①マクロファージ，樹状細胞，マスト細胞らが侵入した異物と接触

→②上記の細胞がTLR4，TLR2などによって「細菌」とおおまかに認識

→③上記の細胞が種々の炎症性サイトカイン，ケモカイン，脂質メディエーターを産生

→④炎症性サイトカインや脂質メディエーターによって血管が開き，ケモカインによって遊走され，好中球などの細胞が集まってくる

→⑤集まったマクロファージや好中球といった貪食細胞が非特異的に菌を食べようとするが，まだその貪食能は弱い

→⑥細菌（の表面抗原）に対する抗体が菌に結合し，オプソニン化

→⑦好中球の貪食能が大幅にアップ

→⑧戦い終えた好中球の残骸が膿となる（化膿性炎症）

　このまとめは確実に覚えてください．免疫学の勉強にこの本を読んでいる学生さんならば，なにも見ないでこのストーリーを話せるくらいでなければなりません．以後，この【細菌防御のストーリー】と後で述べるもう1つのストーリー【ウイルス防御のストーリー】が免疫学を理解するための2本柱となるのです．別のいい方をすれば，この2つのストーリーをより細かく，より肉付けしていくことが免疫学の勉強といえます．

Level Up ❶ オートファジー（Autophagy）

　2016年，大隅良典先生が「オートファジーのしくみの解明」によってノーベル生理学・医学賞を受賞しましたね．オートファジーは「自ら（Auto）」を「食べる（Phagy）」という語源からきており，**「自己貪食」**ともよばれます．貪食細胞の貪食とはちょっと意味が違います．オートファジーとは**「自ら自分の細胞内蛋白を分解するしくみ」**の総称です．酵母からヒトにいたるまでの真核生物の細胞がもつ機能で，**細胞内での異常な蛋白の（異物でない自分の蛋白も含め）蓄積を防いだり，**（異物でない自分の蛋白でも）**過剰に蛋白合成したときや栄養環境が悪化したときに蛋白のリサイクル**を行ったり，**細胞質内に侵入した病原微生物を排除**することで細胞の恒常性維持に貢献しています．このほか，生物の発生過程で起こるべきプログラム細胞死（アポトーシス→S46）や，細胞のがん化抑制にも貢献しています．オートファジーの機能とよく似たものに，もうすでに勉強したマクロファージや好中球などが行う「貪食（ファゴサイトーシス）」があります（→S05）．これらの貪食細胞は，体内に侵入した異物や病原体をエンドサイトーシス（→S05）によって，ファゴソームという小胞に包んだ形で取り込みます．ファゴソームはその小胞内部の異物を消化分解します．

　しかしリステリア属など一部の細菌は，ファゴソーム小胞の内部から小胞を破壊して貪食（ファゴサイトーシス）から逃れ，細胞質内に感染（細胞内寄生）しようとします．オートファジーはそのように細胞質内に逃れた微生物や異物を再び捕えなおし，分解する働きをもっており，それによって分解しにくい抗原もちゃんと抗原提示できるよう貢献します．この働きによって細胞内寄生しようとする微生物の感染を防御していると考えられています．

POINT　◆オートファジー：自ら自分の細胞内蛋白を分解するしくみ
①細胞内の異常な蛋白の蓄積を防ぐ
②過剰な蛋白合成や栄養環境が悪化した際に蛋白のリサイクルを行う
③細胞質内に侵入した分解されにくい病原微生物を分解する

Chapter 1 細菌感染に対する防御反応のストーリー

練習問題

問1 保菌とはどういう状態を指すか？

問2 炎症の4つの特徴は？

問3 細菌を最終的に貪食し化膿性炎症を引き起こす細胞は？

問4 最初に異物を察知する代表的な3つの細胞とは？

問5 最初に異物を察知するために必要な受容体は？

問6 炎症性サイトカインの代表3つとその役割は？

問7 ケモカインの代表1つとその役割は？

問8 脂質メディエーターの代表3つとその役割は？

問9 抗原に抗体が結合することにより好中球の貪食能が飛躍的に増強される．この効果を何とよぶか？

解 答

問1：菌が存在していても，それが正常であったり病気（感染症）として発症していない状態であること
問2：発赤，腫脹，疼痛，発熱
問3：好中球
問4：マクロファージ，樹状細胞，マスト細胞
問5：Toll like receptor（TLR）
問6：IL-1, IL-6, TNF-α　　→血管の拡張・透過性↑
問7：IL-8　　　　　　　　→好中球の遊走
問8：PG, LT, PAF　　　　 →血管の拡張・透過性↑
問9：オプソニン化

□ 自然免疫と抗体による体液性免疫
□ 免疫細胞の通り道〜リンパ管
□ B細胞の基本的な特徴
□ 抗原提示細胞
□ 抗原提示を受ける細胞はT細胞
□ 抗原提示と共刺激分子
□ CD4陽性ナイーブT細胞の分化
□ ヘルパーT細胞が産生するサイトカイン
□ IgG産生のゴール
□ Chapter 2 練習問題・解答

Chapter 2
細菌感染における抗体産生のストーリー

　ここまで「細菌感染に対する防御反応」を説明しましたが，実は大きくはしょった部分があります．それはStage 07の細菌防御のストーリーでいうと⑥の抗体が出てきたところで，「抗体はどのようにつくられているのか」という疑問です．しかし，ここが免疫学のいちばん難しいところでかつ勉強のしがいのある重要な部分なのです．この章では免疫の主役といえるリンパ球がいよいよ登場し，それがどのように抗体産生へ導くかについてお話します．

Chapter 2 | 細菌感染における抗体産生のストーリー

Stage 08 自然免疫と抗体による体液性免疫
「免疫」はくり返すほど敏感になる！

　免疫学の本であるにもかかわらず，ここまで「免疫」という言葉は登場してきませんでした．そもそも「免疫ができる」とは，どんな意味なのでしょうか？

「免疫」の本来の意味

　それは**「一度○○にかかったら○○に対する抵抗力が飛躍的に上がる（二度とその○○にはかからない）」**という現象のことをいいます．みなさんも麻疹（はしか）や水疱瘡（みずぼうそう）に一度かかったら二度目はめったにかからないことを知っているでしょう．そのような現象を確認し，一般化したのは免疫学の父ともよばれるルイ・パスツールです．彼はそれを「二度なし現象」と表現し，それが免疫という言葉の元来の意味です．

自然免疫

　しかし現在では**「免疫」という言葉が**，もっと大きく**「生体防御の一連の反応」という意味で使われています．**そのため，二度目以降の外敵の侵入に対しても強くはならない，おおまかで特異的でもない防御反応についても「免疫」という表現が使われており，その非特異的な防御反応の部分を**「自然免疫」**といいます．「細菌防御のストーリー（→ S07）」でいうと，⑤までが自然免疫です．

体液性免疫

　自然免疫が突破されると，抗体による特異的な防御反応が必要になってきます（→ S06）．**抗体は菌（抗原）がくり返し感染（侵入）することでつくられる量が飛躍的に増加**します．このように**「くり返しその抗原の侵入を受けることで免疫反応（抗体産生）が増幅される」**ことを**「ブースター効果」**といいます．

関連項目▶ブースター効果→ Column 3

たとえば，aという表面抗原をもつA菌が体内に何度か侵入すると，抗原aに特異的なa抗体がすばやく大量につくられるようになるのです（→S40，S59）．
　それにより，以後のA菌の侵入に対してはすばやく「好中球の強い貪食」が始まるというわけです（**図8**）．この**抗体による特異的な防御反応のことを「体液性免疫」**といいます．細菌防御のストーリーでいうと，⑥以降が体液性免疫です．

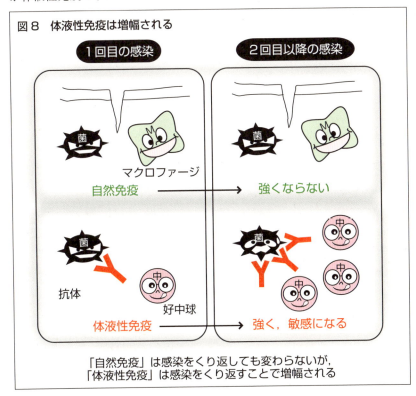

図8　体液性免疫は増幅される

「自然免疫」は感染をくり返しても変わらないが，
「体液性免疫」は感染をくり返すことで増幅される

POINT 08

- ◆ 自然免疫：おおまかで非特異的な防御反応．その感染（異物の侵入）をくり返しても強くならない
- ◆ 体液性免疫：抗体による特異的な防御反応．特定の抗原侵入に対する特異的な防御反応で，その感染をくり返すほど増幅される
  →ブースター効果

Chapter 2 細菌感染における抗体産生のストーリー

Stage 09 免疫細胞の通り道 ～リンパ管

「道の駅」はみんなの大事なたまり場

　自然免疫が突破された場合，体液性免疫として細菌の抗原に特異的な「抗体」が結合し，「オプソニン化→好中球の貪食」が進むのでしたね．しかしその抗体はどこからどのようにつくられているのでしょうか．

　そこを理解するにはどうしても**リンパ管，リンパ節，リンパ球**について勉強する必要があります．ちょっとストーリーと離れますが，後でつながるのでがんばって理解してください．

リンパ球は体を循環する

　私たちの体には血管のほかに，**リンパ管という管も組織のすみずみまで分布**しています．血液は心臓からスタートし，動脈→体のすみずみ（末梢）→静脈→心臓へと循環していますが，リンパ管は末梢の組織で盲端（行き止まり）から始まります（**図 9-1**）．盲端から始まるんじゃ流れるものはいったいどこから？　と思われますが，小さい穴がポツポツあいています．まわりの組織から出た**水分や脂肪，分泌物，組織にいたマクロファージや樹状細胞，血管から出てきて組織を巡回しているリンパ球**といった免疫細胞がその穴からリンパ管に入り，リンパ液となって流れていくのです．末梢のリンパ管は体の中心に（動脈と反対の方向に）向かっていくうちに合流し，リンパ本幹という太い管に集められ，最後は太い静脈（鎖骨下静脈）

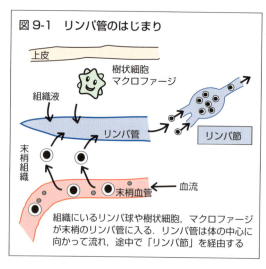

図 9-1　リンパ管のはじまり

組織にいるリンパ球や樹状細胞，マクロファージが末梢のリンパ管に入る．リンパ管は体の中心に向かって流れ，途中で「リンパ節」を経由する

に注ぎ込まれます．リンパ管の中には弁があり，動脈の拍動や体の運動で圧迫されることで末梢側に逆流しないようになっています．リンパ管には途中で**リンパ節**という「道の駅」のようなたまり場が点在しています．そこはとくに樹状細胞やリンパ球の大事な仕事場となっています．

　リンパ球は骨髄で生まれ，胸腺，リンパ節，扁桃，脾臓，腸管のパイエル板に多く存在し，これらの器官は「リンパ組織」とよばれます．ところでリンパ球は1つの場所にとどまっていません．リンパ球は各リンパ組織から血管（またはリンパ管）へと絶えず**体内を循環**しています（**図9-2**）．このリンパ球の循環を**リンパ球の「ホーミング（homing）」**といいます．

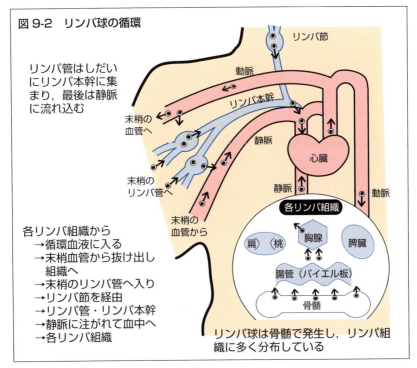

POINT 09

- ◆ リンパ組織：リンパ節，扁桃，胸腺，脾臓，腸管のパイエル板
- ◆ リンパ球は
「リンパ組織→循環血液→組織→末梢のリンパ管→リンパ節→リンパ管・リンパ本幹→静脈→リンパ組織」と体中を循環

Chapter 2 細菌感染における抗体産生のストーリー

Stage 10 B細胞の基本的な特徴
選ばれたリンパ球だけが増える

リンパ球には **B細胞（Bリンパ球）とT細胞（Tリンパ球）** がありますが，まずはB細胞について説明します．すこし複雑なので**図10**をよく見ながら理解してください．

B細胞ははじめから抗体をもっている

B細胞は最終的に抗体をつくる細胞ですが，生まれたときから表面に **IgMという抗体**をくっつけています．このIgMは，B細胞が抗原を認識する受容体としても働くため **B細胞抗原認識受容体（BCR）** とも表現されます．「Ig」は「イムノグロブリン（immunoglobulin）」の略で「抗体」という意味です．ちなみに抗体にはIgMのほか，IgG, IgA, IgE, IgDといった **5つの分類（＝クラス）** が存在します（→ S36）．**細菌に対する防御（体液性免疫）ではIgGのクラスが最も重要**です．

B細胞表面のIgM（BCR）は感染によって後からつくられたものではありません．しかも1個のB細胞はたった1種類のIgM（BCR）しかもっていないので，1種類の抗原にしか結合できません．つまり，**B細胞は発生の段階ですでに「このB細胞は抗○○IgMをもつB細胞，このB細胞は抗××IgMをもつB細胞」と生まれたときから運命が決められている**のです（**図10**）．

さて，1個のB細胞はたった1種類の抗原に対応するIgM（BCR）しか表面にもっていないということは，**この世に無数にある抗原に対応するためには無数の種類のB細胞が用意されなくてはなりません**ね．すごいことにこれが本当に無数に用意されているのです（そのしくみ→ S48, S49）．もちろん，種類は無数に用意してあっても，各々1種類について大量のB細胞は用意できません．品数は豊富でも1つ1つの在庫は少ないコンビニのような状態です．

関連項目 ▶ Tリンパ球のクローン選択説 → Stage 12

抗原に選ばれた B 細胞だけが増える

いま，抗原 a がはじめて侵入したとします．私たちは無数の B 細胞のレパートリーをもっているので，これまで一度も抗原 a の侵入がなかった人にも，抗 aIgM（a に対する BCR）をもつ B 細胞が（少ないですが）用意されています．そして抗原 a と B 細胞上の抗 aIgM が結合するとその B 細胞は刺激され，増殖して仲間を増やそうとします（図 10）．入ってきた抗原（細菌）がたった 1 匹なんてことはまずありませんから同じ B 細胞の仲間（クローン）を増やそうとするのも当然ですね．そして，抗原 a の侵入がくり返されることにより，抗 aIgM をもつ B 細胞はしだいに増殖していきます．このように「抗原が無数の B 細胞レパートリーのなかから自分に合う B 細胞だけを選んで結合し，その B 細胞を増殖させる様子」を B 細胞（リンパ球）のクローン選択説といいます．

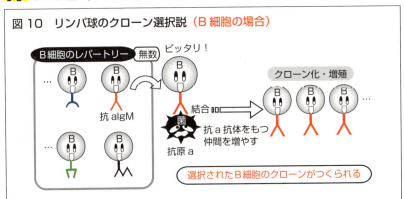

図 10　リンパ球のクローン選択説（B 細胞の場合）

リンパ球は特定の抗原と出会う前からある 1 つの抗原と反応するように，分化の段階ですでに運命づけられている．そして 1 つの抗原は，無数のリンパ球のレパートリーのなかから特異的に結合するリンパ球だけを選択し，その細胞を増殖させる

POINT 10

◆ B 細胞は表面に IgM 抗体（B 細胞抗原認識受容体：BCR）をもっているが，1 つの B 細胞は 1 種類の IgM（BCR）しかもっていない．そのため無数の抗原に対応できるよう，無数の種類の B 細胞が用意されている

◆ リンパ球の「クローン選択説」
　抗原は，無数のリンパ球のレパートリーのなかから自分に特異的に結合するリンパ球だけを選択し，そのリンパ球を増殖させる

Chapter 2 細菌感染における抗体産生のストーリー

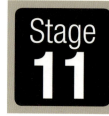

抗原提示細胞

体にこんな敵が入ったぞ！

　Stage 05 でお話したように，まず侵入した菌 A はマクロファージや樹状細胞に非特異的に貪食されますが，彼らは食べた後ただ寝ているわけではありません．彼らは抗原提示という非常に大切な仕事をしてくれます．

マクロファージ，樹状細胞，B 細胞がリンパ節へ

　組織で菌を貪食したマクロファージや樹状細胞は，その菌をもぐもぐ食べながらリンパ管に入り，リンパ節に移動します．マクロファージは TLR によって細菌を認識したり，貪食したりすると IL-1, IL-6, TNF-α などの炎症性サイトカインを産生します（→ S03-S05）．さて，監視員の 1 人として紹介した組織の樹状細胞（Dendritic Cell：DC）はここまであまり目立ちませんでしたが，抗原提示という仕事では主役となります．樹状細胞は TLR の刺激や，マクロファージからの炎症性サイトカインによって活性化し，専門の仕事場であるリンパ節へ向かっていきます．

　一方，体内を循環して菌 A（抗原 a）に特異的に結合できた B 細胞もその抗原を IgM とともに細胞内に取り込み（これは貪食とはよびません），分解しながらリンパ管に入ってリンパ節に向かっていきます．

'敵の存在'を味方に伝える

　樹状細胞，マクロファージ，B 細胞は，リンパ節で T 細胞に「こんなやつ（抗原）が体に入ってますよー」と教えます．これを「抗原提示」といい，樹状細胞，マクロファージ，B 細胞のような抗原提示する能力の高い細胞を，抗原提示細胞（Antigen Presenting Cell：APC）とよびます．またこれらの抗原提示細胞は MHC クラス II 分子という身分証明をもっています．

関連項目 ▶ 樹状細胞→ Stage 34，MHC 分子→ Level Up 2

警察なのか犯人なのか

菌Aを細胞内に取り込んだ抗原提示細胞は，それを**細胞内で分解し，抗原部分をもう一度自分の細胞表面上に出します．このとき抗原提示細胞は必ず自分の身分証明（MHCクラスⅡ分子）の上に抗原を提示**します（図11）．

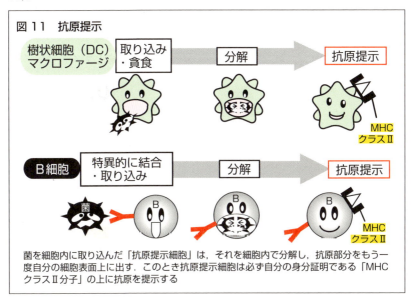

菌を細胞内に取り込んだ「抗原提示細胞」は，それを細胞内で分解し，抗原部分をもう一度自分の細胞表面上に出す．このとき抗原提示細胞は必ず自分の身分証明である「MHCクラスⅡ分子」の上に抗原を提示する

たとえば，私服の刑事がたまたま麻薬を発見してそれを警察に引き渡す際，自分も警察であるという身分証も同時に見せなければ，その人自身が麻薬犯と疑われてしまうかもしれませんね．**MHC分子は**このように，「**自分は外敵・侵入者ではなく，もとからいる自分自身の細胞です！」という身分証明**となる非常に大切な分子なのです．

POINT 11

- ◆ 樹状細胞，マクロファージ，B細胞は「抗原提示細胞（APC）」とよばれ，MHCクラスⅡ分子をもつ
- ◆ 抗原提示細胞のなかでも樹状細胞はその主役で，TLRからの刺激や，マクロファージからのIL-1，IL-6，TNF-αによって活性化
- ◆ 抗原提示細胞は異物を中に取り込んで分解し，抗原部分をもう一度細胞表面のMHCクラスⅡ分子の上に出す（抗原提示する）

Chapter 2 細菌感染における抗体産生のストーリー

Stage 12 抗原提示を受ける細胞はT細胞
リンパ球はあくまでも1つの抗原に特異的！

　樹状細胞を代表とする抗原提示細胞は抗原を中に取り込むと，リンパ節に移動して抗原提示を行うのでした．次はその抗原提示を受ける側，すなわちT細胞（Tリンパ球）について説明します．ところでいま解説しているのはあくまで，「抗体はどのようにつくられているのか」という話の途中であることを忘れないでください．

T細胞上のTCR

　T細胞もリンパ球なのでB細胞と同様「リンパ組織→循環血液→組織→末梢のリンパ管→リンパ節→リンパ管・リンパ本幹→静脈→リンパ組織」というように体内を循環しており，特にリンパ節に多く存在しています．

　T細胞は表面に「抗原＋MHC分子」を認識・結合するレセプター（受容体）をもっていて，それは「**T細胞の抗原認識受容体（T cell receptor：TCR）**」とよばれています．1つのB細胞が1種類の抗原としか結合できないのと同様に，**1つのT細胞は1種類の抗原認識受容体（TCR）しかもっていません．**

　たとえば，抗原提示細胞が抗原aを提示した場合，どんなT細胞でもそれを認識・結合できるわけではなく，**その抗原aに特異的な抗原認識受容体（TCR）をもつT細胞だけが認識・結合**できます（図12）．よってT細胞も，無数の抗原提示に対応するため，無数の種類のT細胞があらかじめ用意されていなければなりません．そして**ある抗原が提示されたとき，それに特異的なTCRをもつT細胞だけが結合・増殖**します．これもやはり「リンパ球のクローン選択説」とよばれるものです．**リンパ球はB細胞もT細胞もあくまで1つの抗原に特異的に反応します．**

関連項目▶ Bリンパ球のクローン選択説→Stage 10

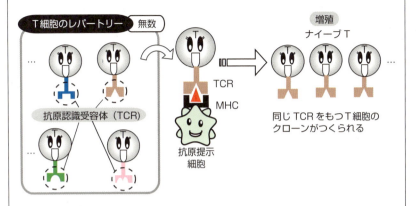

図12 リンパ球のクローン選択説（T細胞の場合）

1つのT細胞は1種類の抗原認識受容体（TCR）しかもっておらず，そのため無数の種類のT細胞が用意されている．抗原提示されたとき，それに特異的なTCRをもつT細胞だけが結合し増殖する

さて，樹状細胞がはじめて抗原 a を提示すると，a に特異的な TCR をもつ**ナイーブ T 細胞**がその抗原提示を受けることになります．

ナイーブT細胞がエフェクターT細胞へ

T 細胞はその分化（成長）の段階によって名前が変わります．==ナイーブT細胞はまだ一度も抗原提示を受けていない==（結ばれる相手は特異的に決まっていますが…）**純潔の T 細胞**です．ナイーブ T 細胞は数か月〜数年間生存し，体内を循環します．ナイーブ T 細胞は抗原提示細胞（樹状細胞）から抗原提示を受けたり，サイトカインをかけられたりしているうちに，種々の機能をもった T 細胞，すなわち==エフェクターT細胞へ分化（成長）==していきます．**もちろんエフェクターT細胞になっても抗原提示を受けることはできますし，むしろそのほうが仕事は速いです．**

POINT 12

- ◆ 抗原提示を受ける（認識する）細胞はT細胞
- ◆ 1つのT細胞は1種類の抗原認識受容体（TCR）しかもっておらず，そのため無数の種類のT細胞が用意されている（クローン選択説）
- ◆ （ナイーブ）T細胞が樹状細胞から抗原aの提示を受ける

Chapter 2 細菌感染における抗体産生のストーリー

Stage 13 抗原提示と共刺激（コスティミュレーション）
信頼を得るためにしっかり手を握る！

　抗原提示細胞が，MHCクラスIIという身分証を介してT細胞に抗原提示を行っても，慎重なナイーブT細胞は，それだけではまだ，その情報を信頼して仕事をはじめてはくれません．抗原提示細胞が信頼を得て，ナイーブT細胞が仕事をするエフェクターT細胞に成長するためには，抗原提示のほかにあと2つの手続き（刺激）が必要です．

共刺激

　樹状細胞やマクロファージは異物をTLRで認識して貪食を行うと，その刺激で表面に「共刺激分子（Costimulator）」を発現させます．共刺激分子は教科書によっては「補助刺激分子」ともよばれます．抗原提示細胞とT細胞は互いの共刺激分子を，手をしっかり握り合うように結合させ，抗原提示に必要な「共刺激（Costimulation）」として互いを刺激し合います（図13）．共刺激分子の代表を挙げると，抗原提示細胞（樹状細胞，マクロファージ，B細胞）のCD80/CD86やCD40に対し，T細胞側ではそれぞれCD28，CD40L（L＝リガンド）が結合します．ちなみに共刺激分子の発現量は樹状細胞で圧倒的に多く，そのため抗原提示の主役は樹状細胞となります．また，抗原提示細胞たちは自分が抗原提示をしたことや共刺激分子からの相互刺激によって，種々のサイトカインを産生します．

3つの刺激でエフェクターT細胞へ

　「抗原提示」「共刺激」「サイトカイン」の3つの作用によって，ナイーブT細胞は機能をもったT細胞，すなわちエフェクターT細胞に分化・増殖（活性化）することができます．

　エフェクターT細胞には，ヘルパーT細胞（Th1, Th2, Th17），制御性T細胞（レギュレトリーT細胞：Treg），細胞傷害性T細胞（Tc）などがあります．ヘルパーT細胞の仕事は「抗原提示に反応し種々のサ

関連項目▶ エフェクターT細胞→ Stage 43

イトカインを産生する」ことで，そのサイトカイン（ケモカインも含む）の種類によってほかの免疫細胞の働きを調節しています．ヘルパーというと「お手伝いさん」といった脇役のようなイメージですが，ヘルパーT細胞は免疫を調節する司令塔のような細胞で，免疫に関わる細胞（免疫細胞）のなかでもいちばんのエリートなのです．

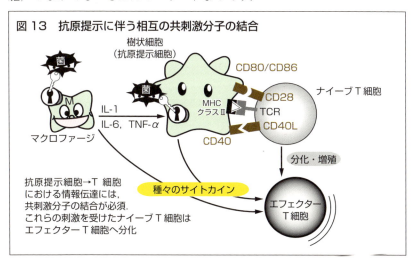

共刺激分子（補助刺激分子）

memo

　上記のように，ナイーブT細胞はTCRから抗原提示を受けると同時に，細胞表面のCD28，CD40Lといった共刺激分子が刺激を受け取ります．とくにこの2つの分子による共刺激は重要で，T細胞の生存やすべての働きに欠かせません．T細胞上の共刺激分子はCD28，CD40L以外にも多数あるのですが，基本的にはそのT細胞の死滅・アポトーシス（→ S46）を抑制して，その細胞が長生きできるように働きます．一方T細胞に対し，**抗原提示のみで共刺激がなかった場合，そのT細胞はアポトーシス（死滅）**かまたは**アナジー（anergy）**（→ S47）とよばれる無応答の状態になってしまいます．すなわち，**共刺激がないと本当に外敵が来たことにならず，逆にそれは自分自身の成分かもしれないので免疫反応が起こりにくくなる方向に作用します（免疫寛容→ S50，S51）**．

POINT 13

- ◆ 抗原提示細胞とT細胞における情報伝達には，相互の共刺激分子の結合が必須
- ◆ 代表的な共刺激分子
  抗原提示細胞：CD80/CD86　⇔　CD28：T細胞
  　　　　　　　CD40　　　　⇔　CD40L
- ◆ 抗原提示，共刺激，サイトカインの3つ刺激によってナイーブT細胞がエフェクターT細胞に分化・増殖

Chapter 2 | 細菌感染における抗体産生のストーリー

Stage 14 CD4 陽性ナイーブT細胞の分化
どんなやつに成長するかは環境しだい

　抗原提示を含めた3つの刺激によってナイーブT細胞はエフェクターT細胞に分化・増殖し，いよいよ本格的に働き始めるのですが，どういうエフェクターT細胞になるのかは，状況によって変わってきます．

CD4陽性ナイーブT細胞（CD4+ナイーブT）

　T細胞は大きく分けて，CD4という分子をもつ **CD4陽性T細胞** と，CD8をもつ **CD8陽性T細胞** があります．一方，Stage 12で「ナイーブT細胞」の定義を説明しましたが，要は「はじめて抗原提示を受ける（まだ一度も抗原提示を受けていない）T細胞」がナイーブT細胞です．そして，CD4陽性のナイーブT細胞は，抗原提示を含めた3つの刺激によって，ヘルパーT細胞（**Th1**，**Th2**，**Th17**），または **制御性T細胞（Treg）** という主に4つのどれかに分化します（実はほかにもあるのですが，まずはこの4つを覚えましょう）．ちなみに **CD8陽性のナイーブT細胞はすべて細胞傷害性T細胞** に分化しますが，それはまた後で紹介します（→ S19）．

どんなサイトカインの状況下にあるかで分化の方向が決まる

　厳密にいうと，マウスとヒトの実験系で若干異なるところもあるのですが，CD4＋ナイーブT細胞がどのエフェクター細胞に分化するかについては，どういうサイトカインの状況下にあればいいか，かなり解明されています．図14を見てください．**Th1はIL-12やIFN-γ** の状況下でTh1に分化が進みます．**Th2はIL-4** によって分化します．**TGF-β，IL-6，IL-23が作用するとTh17** に分化しやすく，**TGF-βのみだとTreg** に分化します．たくさん出てきたこれらのサイトカインは，主にマクロファージか樹状細胞から産生されるのですが，IL-4だけは最初にどこから産生されるのかヒトでは謎の部分が多いです．いまはサイトカインがどの細胞由

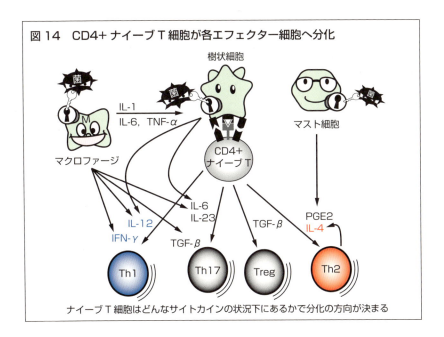

図14 CD4+ナイーブT細胞が各エフェクター細胞へ分化

来なのかはさておき，結果としてどういうサイトカインがあると何に分化しやすいのかだけ覚えることにしましょう．

Th2細胞への分化

memo 　Th2への分化は，実験系あるいは生体内の結果としてIL-4状況下でTh2に分化・増殖することはわかっているのですが，（とくにヒトにおいて）CD4+ナイーブTがTh2に分化する決定的な因子はまだ詳細不明です．Th2の活性化がいったん始まってしまえば，Th2は自らIL-4を出すのでそれによってさらに分化・増殖するのですが，最初にTh2への分化を促す因子（あるいは誰が最初にIL-4を出すのか）についてはまだヒトでは明らかになっていません．脂質メディエーターのPGE2や，樹状細胞からのカテコラミン（→ S83，S84）などが注目されていましたが，近年は，後に紹介する2型自然リンパ球（→ S52）が最も有力視されています．

POINT 14

- ◆ CD4+ナイーブTがどんなエフェクターT細胞になるかは抗原提示細胞やマスト細胞からのサイトカイン，脂質メディエーターの作用による
  - ・IFN-γ，IL-12 　　　　　→ Th1へ分化
  - ・IL-4 　　　　　　　　　→ Th2へ分化
  - ・TGF-β，IL-6，IL-23 　→ Th17へ分化
  - ・TGF-βのみ 　　　　　　→ Tregへ分化

Chapter 2 細菌感染における抗体産生のストーリー

Stage 15 ヘルパーT細胞が産生するサイトカイン
サイトカインで免疫反応の指令を出す

　以前にも述べましたが，**ヘルパーT細胞の仕事は「抗原提示に反応し種々のサイトカインを産生する」**ことで，そのサイトカイン（ケモカインも含む）の種類によってほかの免疫細胞の働きを調節しています．その**T細胞を分化させるために必要なサイトカイン（前Stage）**と，その **T細胞が仕事として産生するサイトカイン（本Stage）** を混同しやすいので，**図14**と**図15**をよく見て理解してください．

Th1系サイトカイン

　Th1系サイトカインの代表はIFN-γです．IFN-γは，マクロファージが産生→CD4＋ナイーブTをTh1に分化→Th1がさらにIFN-γを産生→マクロファージや好中球を活性化というように，**結果的にはマクロファージ自身や好中球といった貪食細胞がパワーアップする流れ**をつくり出します．また，**IFN-γは**後に出てくるB細胞（形質細胞）の**IgM→IgGへのクラススイッチに必須**です．

Th2系サイトカイン

　Th2系サイトカインの代表はIL-4，IL-5，IL-9，IL-13です．これらは**B細胞が形質細胞に分化・増殖して抗体を産生するのに必要なサイトカインです**．ただし，Th2系サイトカイン（とくに**IL-4**）ばかりだと，**クラススイッチはIgEばかり**に行ってしまい，アレルギーを引き起こします（→S62）．正しい細菌防御を行うために重要な**IgG抗体の産生には**，**Th1系サイトカイン（IFN-γ）とTh2系サイトカインの両方が必要**なのです（→S44）．

Th17系サイトカイン

　Th17はIL-17を産生するところから命名されたので，IL-17がその代表です．IL-17は炎症を起こすべき局所の上皮細胞，線維芽細胞，血管内皮細胞に作用します．これらの細胞はIL-17の刺激を受けると，好中球やマクロファージをよび寄せるケモカイン（IL-8）や，やってきた貪食細胞を活性化・増殖させるサイトカイン（IL-6，GM-CSF）を産生します．活性化された貪食細胞（好中球，マクロファージ）はIgGでオプソニン化された細菌を積極的に貪食します．

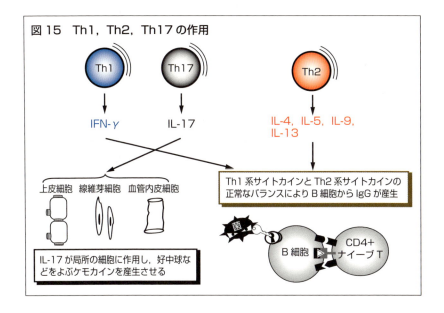

図15　Th1, Th2, Th17の作用

POINT 15

- ◆各Th細胞（ヘルパーT細胞）が産生する主なサイトカイン
  - ・Th1　：IFN-γ
  - ・Th2　：IL-4, IL-5, IL-9, IL-13
  - ・Th17：IL-17
- ◆B細胞をIgG産生形質細胞へ分化させるには，Th1系サイトカインとTh2系サイトカインの両方が必要
- ◆IL-17は局所の上皮細胞，線維芽細胞，血管内皮細胞に作用し，好中球などをよぶケモカインを産生させる

Chapter 2 細菌感染における抗体産生のストーリー

Stage 16 IgG 産生のゴール

自然免疫〜体液性免疫のまとめ

　ナイーブTがいろいろ手続きしないとエフェクターTに分化してくれなかったように，B細胞も種々の条件を整えないと目的の抗体（IgG）を出す細胞に分化してくれません．しかし形質細胞のIgG産生が体液性免疫のゴールとなります．この章の最後に，本書のなかで最も重要な【細菌防御のストーリー】をまとめたので，図16とともに必ず復習してください．

B細胞の活性化と増殖

　最終的に抗体を産生するのはB細胞が分化した形質細胞です．B細胞が活性化し，形質細胞へ分化・増殖するためには，また3つの条件が必要です．それは，①B細胞上のTLRやIgMによる抗原認識と提示，②T細胞からの共刺激（とくにCD40），③Th1およびTh2からのサイトカインの3つです．ナイーブT細胞がエフェクターT細胞に分化する条件と立場が違う（抗原提示する側と受ける側）だけで，ほぼ同じですね．

IgGへのクラススイッチ

　ところで「B細胞表面のIgM」→「形質細胞がIgGを産生」というように，抗体のクラスがMからGに変化していますね．このようにB細胞が形質細胞に分化する過程で，抗体のクラスがMからほかのクラスに変化することを抗体のクラススイッチとよびます．そして細菌防御のためにはオプソニン効果の高いIgGへのクラススイッチが必要なのです．

　ところで，B細胞の分化・成熟にはTh2サイトカインであるIL-4, 5, 9, 13が重要で，Th2サイトカインだけでも形質細胞に分化することはできます．しかし，それだけだとIgGではなく，アレルギーの原因となるIgEへのクラススイッチが生じてしまうことがわかっています．

関連項目▶ クラススイッチ→Stage 41

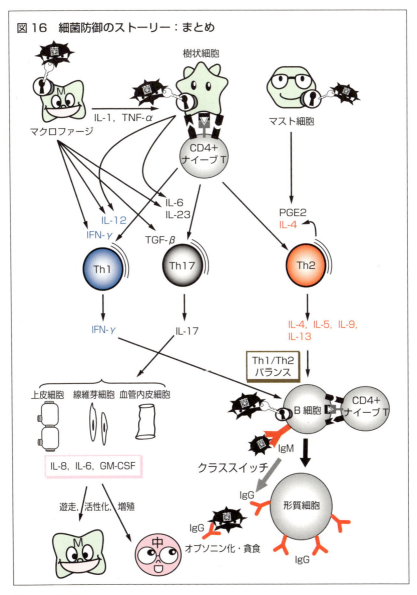

図16 細菌防御のストーリー：まとめ

POINT 16

◆ B細胞は，抗原認識と提示，共刺激，Th1およびTh2サイトカインの3つの要素により増殖し，形質細胞に分化
◆ 形質細胞はTh1およびTh2サイトカインによってIgMからIgGへクラススイッチを行い，その抗原aに対する抗aIgGを産生

Chapter 2 | 細菌感染における抗体産生のストーリー

【細菌防御のストーリー】

細菌が体内組織に侵入
→①マクロファージ，樹状細胞，マスト細胞らが侵入した異物と接触
→②上記の細胞がTLR4，TLR2などによって「細菌」とおおまかに認識
→③上記の細胞は種々の炎症性サイトカイン，ケモカイン，脂質メディエーターを産生
→④炎症性サイトカインや脂質メディエーターによって血管が開き，ケモカインによって遊走され，好中球などの細胞が集まってくる
→⑤貪食細胞が非特異的に菌を食べようとするが，まだその貪食能は弱い

──── ここまでが **自然免疫** ────

──── これ以降が **体液性免疫** ────

（過去に何回も抗原aの侵入がある場合は，すでに抗aIgGが体内に存在しているので⑥へ．抗体がない場合は《抗体産生のストーリー》へ）

《抗体産生のストーリー》
　抗原提示細胞が異物Aを細胞内に取り込み分解し，リンパ節へ移動
→抗原提示細胞が抗原部分aをMHCクラスⅡ分子上に提示
→抗原aに特異的なCD4＋ナイーブTがその抗原提示を受ける
→抗原提示細胞とCD4＋ナイーブTで相互の共刺激分子が結合
→抗原提示細胞が抗原を提示したことや共刺激によって種々のサイトカインを産生
→抗原提示，共刺激，サイトカインの3つの作用によってCD4＋ナイーブT細胞がエフェクターT細胞に分化
→Th1はIFN-γ，Th2はIL-4，5，9，13，Th17はIL-17を産生
→B細胞は，抗原提示，共刺激，Th1およびTh2サイトカインの3つの要素により増殖し，形質細胞に分化
→形質細胞はサイトカインによってIgMからIgGへクラススイッチを行い，その抗原に対する抗aIgGを産生する

→⑥**細菌の表面抗原に対する抗体（IgG）が菌に結合し，オプソニン化**
→⑦好中球の貪食能が大幅アップ
→⑧貪食した好中球の残骸が膿となる（**化膿性炎症**）

問1 自然免疫と体液性免疫における防御反応の特徴の違いをいえ.

問2 リンパ球がリンパ組織から出て,またもとのリンパ組織に戻ってくる循環を何というか.

問3 B細胞が生まれながらにもつ抗体は何種類か？ またそのクラスは？ またその別名を何というか.

問4 リンパ球の「クローン選択説」を説明せよ.

問5 抗原提示細胞を3ついえ.なかでも抗原提示の主役は？

問6 抗原提示細胞がCD4＋ナイーブT細胞に抗原提示する際に用いる分子は何か？

問7 T細胞表面に存在する抗原提示を受ける部位（分子）のことを何とよぶか？

問8 共刺激分子について下の2組の●を埋めよ.
抗原提示細胞：● ⇔ ●：T細胞
● ⇔ ●

問9 ナイーブT細胞がエフェクターT細胞に分化・増殖するための3つの条件とは？

問10 サイトカインで,Th1へ分化させるもの（2つ）,Th2へ分化させるもの（1つ）,Th17に分化させるもの（3つ）をそれぞれいえ.

問11 Th1, Th2, Th17が産生するサイトカインをすべて挙げよ.

Chapter 2 | 細菌感染における抗体産生のストーリー

問 12 IFN-γ の代表的な働きを3ついえ.

問 13 IL-4 の代表的な働きと,過剰な場合に生じることをいえ.

問 14 IL-17 が作用する局所の細胞を3つ挙げ,それによってそれらの細胞がどんなサイトカインを産生するか.

問 15 B 細胞が形質細胞となり抗体産生する条件を3ついえ.

解 答

問1:自然免疫は感染をくり返してもその反応は強くならず,体液性免疫は特定の抗原の侵入をくり返すほど増幅される.
問2:リンパ球のホーミング (homing)
問3:1種類,IgM. B 細胞抗原認識受容体 (BCR)
問4:抗原が無数のリンパ球のレパートリーのなかから自分に特異的に結合するリンパ球だけを選択し,そのリンパ球を増殖させること.
問5:マクロファージ,樹状細胞,B 細胞. 主役は樹状細胞.
問6:MHC クラスⅡ分子
問7:抗原認識受容体 (TCR)
問8:抗原提示細胞:CD80/CD86 ⇔ CD28:T 細胞
　　　　　　　　　CD40 ⇔ CD40L
問9:抗原提示,共刺激,Th1 および Th2 サイトカインの3つの刺激
問10:IFN-γ,IL-12　　　→　　Th1 へ分化
　　　IL-4　　　　　　　→　　Th2 へ分化
　　　TGF-β,IL-6,IL-23　→　　Th17 へ分化
問11:Th1:IFN-γ を産生
　　　Th2:IL-4, 5, 9, 13 を産生
　　　Th17:IL-17 を産生
問12:Th1 への分化,食食細胞の活性化,IgG へのクラススイッチ
問13:B 細胞を形質細胞へ分化→抗体産生. 過剰だと IgE へのクラススイッチからアレルギー反応へ.
問14:上皮細胞,線維芽細胞,血管内皮細胞に作用する. それらは IL-17 により,食食細胞をよび寄せて活性化,増殖させるサイトカイン (IL-8, IL-6, GM-CSF) を産生.
問15:抗原認識と提示,共刺激,Th1 および Th2 サイトカイン

- □ 細菌とウイルスの違い
- □ ウイルスの細胞内侵入→感染
- □ ウイルス防御のゴール：細胞性免疫
- □ ウイルス感染における自然免疫①
- □ ウイルス感染における自然免疫②
- □ ウイルス感染細胞の抗原提示
- □ 細胞傷害性T細胞の増殖と活性化
- □ 活性化マクロファージ
- □ 自然免疫〜細胞性免疫のまとめ
- □ 体液性免疫か細胞性免疫か
- □ 中和抗体
- □ 体液性免疫／細胞性免疫の総まとめ
- □ Chapter 3　練習問題・解答

Chapter 3
ウイルスに対する防御反応のストーリー

　ここからはいよいよウイルスに対する防御反応を勉強していきます．私たちが実感するウイルス感染の代表が，おなじみの「かぜ」や「インフルエンザ」です．かぜは「ひきはじめたかな？」と感じるころにはすでにウイルス感染は成立しており，もう免疫防御反応が始まっています．今回はのど（気道）の上皮細胞にかぜウイルスが侵入してきた場合を想定してストーリーを進めていきます．

Chapter 3　ウイルスに対する防御反応のストーリー

Stage 17　細菌とウイルスの違い
どこで増殖するのか？

　まずウイルスという微生物の基本的な性質，とくに細菌との違いについて理解しましょう．

　飲みかけのジュースをそのままずっと置いておくと腐りますね．この「腐る」という状態は，細菌がそのジュースに含まれている糖分をえさとして，勝手に分裂・増殖し，"細菌だらけ"になった状態のことです．

　ところで**生物の増殖には自分のDNAを複製・増殖させる必要**があります．よって細菌は周りに「えさ」さえあればどこでも簡単に自分のDNAを複製・増殖させ，繁殖することができる生物といえます．一方，**ウイルスは「中にDNA（またはRNA）が1，2本入ったカプセル」**という非常にシンプルな粒子（微生物に分類されますが厳密には生物でない）で，細菌のように自らえさを食べて自分のDNAを増殖させるような機能はもっていません．ですから，いくらウイルスの多いところにジュースを置いておいてもウイルスが増殖することはありません．ではウイルスはどのように増殖するのでしょうか？

ウイルスは細胞に侵入して増殖する

　ウイルスは**ほかの生物の細胞内に入り込み，その細胞がもっている増殖機構を借りて，自分のDNA（RNA）を増殖させてしまう**という方法で増殖します．すなわち，ほかの生物の細胞の中に侵入し，「寄生」しないと増えることができないのです．ですから一般的には**ウイルスは他人の細胞の中で悪さ（増殖）し**，**細菌は他人の細胞の外で悪さ（増殖）する**といえます（例外もあり→ S26）．免疫学においては，ここが細菌とウイルスの最も重要な違いなのです．

ウイルスを防御するには？

　ところでウイルスの侵入に対し，なぜ**「体液性免疫」**で防御しないので

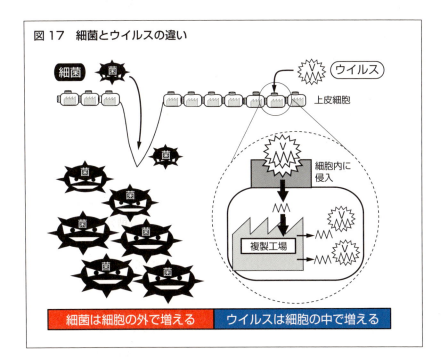

図 17　細菌とウイルスの違い

しょうか．ウイルスに対する抗体をつくって好中球に食べてもらえばよさそうに思えますね．しかしウイルスにはその方法が使えないのです．なぜかというと，たしかにウイルスが侵入するとそのウイルスに対する抗体はつくられるのですが，**抗体は細胞の中に入っていくことができない**のです．抗体は細胞の外で悪さをしている細菌には結合できても，細胞の中で悪さをしているウイルスには手出しできないのです．抗体が結合できなければ好中球はちっとも食欲が出ず，ウイルスは細胞内で増え放題です．そこで，ウイルスのような**細胞内寄生微生物に対しては**別の免疫防御機構である**「細胞性免疫による防御」が必要**となるのです．

POINT 17

◆ 細菌は　　　細胞外で増殖
　ウイルスは　細胞内で増殖
◆ 抗体は細胞内に入れないため，細胞内寄生の微生物には体液性免疫は無効→別の「細胞性免疫による防御」が必要となる

Chapter 3 ウイルスに対する防御反応のストーリー

Stage 18 ウイルスの細胞内侵入→感染
ウイルスは玄関があるから入ってくる

次に「ウイルスに感染した」ということは具体的にどのような状態なのか理解しましょう．

ウイルスが侵入する細胞は決まっている

ウイルスはほかの生物の細胞内でしか増殖できないということは，「細胞の中に侵入できなければ感染できない」ということですね．そこでウイルスは体内に入ると，さらに細胞の中にまで入り込もうとします．しかし，どんな細胞の中へもやすやすと侵入できるわけではありません．**ウイルスが侵入できるのは，自分が結合できる蛋白を表面にもっている細胞だけです**（**図18-1**）．たとえば，一般的なかぜウイルスの代表であるライノウイルスは，CD54という表面蛋白に結合して細胞の中に侵入します．ちなみにCD54は細胞と細胞を結合させる接着分子ICAM-1（→S87）のことで，気道上皮細胞や血管内皮細胞などの細胞表面に多く存在しています．かぜウイルスが気道上皮から侵入しやすいのはそのためです．そのほか有名なのは，**AIDSの原因となるHIV→CD4陽性T細胞**（→S80），**EBウイルス→B細胞表面のCD21蛋白**などで，それらが偶然不幸にもウイルス

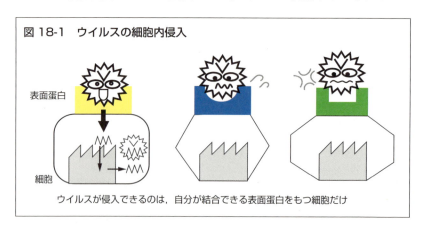

図18-1 ウイルスの細胞内侵入

ウイルスが侵入できるのは，自分が結合できる表面蛋白をもつ細胞だけ

が侵入する玄関口となってしまっています.

ときどき「このウイルスはトリには感染するがヒトには感染しない」といった情報を聞くことがあると思いますが,それはヒトの細胞がそのウイルスの侵入口となる表面蛋白をもっていない場合にそうなるのです.

ウイルス感染の過程

ライノウイルスが気道の上皮細胞に感染していく過程を見てみましょう(図18-2).

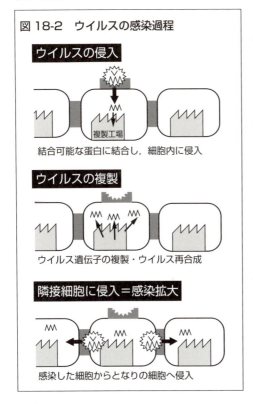

図18-2 ウイルスの感染過程
- ウイルスの侵入：結合可能な蛋白に結合し,細胞内に侵入
- ウイルスの複製：ウイルス遺伝子の複製・ウイルス再合成
- 隣接細胞に侵入＝感染拡大：感染した細胞からとなりの細胞へ侵入

まずライノウイルスは上皮細胞上の表面蛋白に結合し,細胞内に侵入します.ウイルスは細胞内に侵入すると,ウイルス核酸（DNAまたはRNA）をむき出しにします.そのウイルス核酸は侵入した細胞のDNA（RNA）複製機構を利用して複製されます.そして複製されたウイルス核酸はカプセルに包まれるなど再合成され,また隣接した細胞へ結合蛋白(接着分子など)を介して侵入していきます.このようにウイルスは,自分が侵入可能な細胞の中で次々に増殖（すなわち感染）を進めていくのです.

POINT 18

◆ ウイルスが侵入できるのは自分が結合できる特定の蛋白を表面にもつ細胞だけ→侵入する細胞はウイルスによって決まっている
　例：ライノウイルス→ ICAM-1（上皮細胞の接着分子）
　　　HIV → CD4陽性T細胞

Chapter 3 ウイルスに対する防御反応のストーリー

Stage 19 ウイルス防御のゴール：細胞性免疫
主役は細胞傷害性T細胞

　細菌感染に対する防御のゴールは，「抗体の結合→好中球の貪食」（体液性免疫）によって行われるのでした．しかしウイルスがいったん細胞の中に入ってしまうと，もはや抗体は結合できず，その結果好中球による攻撃ができなくなります．それでは「かぜ」のようなウイルス感染に対し，私たちの体はどのような防御反応を行っているのでしょうか？　ここではまずおおまかにウイルス感染に対する防御（細胞性免疫）のゴールを紹介します．しかし細菌防御のストーリーと同様，そのゴールまでには長い物語があります．

ウイルス感染は「細胞性免疫」で防御する

　細菌防御の主役が抗体と好中球であるのに対し，**ウイルスを防御する主役は「細胞傷害性T細胞（Tc細胞）」**というリンパ球です．英語でcytotoxic T lymphocyteなのでCTLとも表現されます．別名，**キラーT細胞**ともよばれていました．また，細胞傷害性T細胞は**CD8陽性ナイーブT細胞**（CD8＋ナイーブT）がエフェクター細胞に分化したものなので，**「CD8陽性T細胞」**と表現してもほぼ同義語です．本書では「細胞傷害

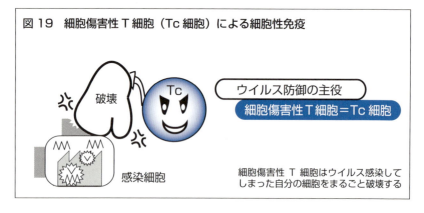

図19　細胞傷害性T細胞（Tc細胞）による細胞性免疫

細胞傷害性T細胞はウイルス感染してしまった自分の細胞をまるごと破壊する

性T細胞（**Tc細胞**）」で統一します．

　細胞傷害性T細胞は好中球のように異物（ウイルス）を直接貪食することはなく，ウイルス感染してしまった自分の細胞をまるごと破壊することによってさらなる感染を防いでいます（**図19**，→ S46）．この **Tc細胞が感染細胞を破壊する免疫防御反応のことを「細胞性免疫」** といいます．また，それによって生じる炎症を **「リンパ球性炎症」** といいます．

　ここでいう「リンパ球性」とは，B細胞やヘルパーT細胞ではなく，あくまでも **細胞傷害性T細胞（Tc細胞）のこと** です．あたりまえですがリンパ球性炎症は化膿性炎症とは違うので膿は出ません．そのかわりにリンパ球性炎症では全身のリンパ節が腫れたり（化膿性炎症でもリンパ節が腫れることはあります），**肉芽腫とよばれる組織の炎症性変化**（→ S24）を伴うことがあります．

　Tc細胞もリンパ球ですから，例のごとく「リンパ組織→循環血液→組織→末梢のリンパ管→リンパ節→リンパ管・リンパ本幹→静脈→リンパ組織」とぐるぐる体内を循環しています（→ S09）．また **T細胞なので1つのTc細胞には1種類の抗原認識受容体（TCR）が存在** します（→ S12）．

> **memo** **TCR**
> 　TCR（抗原認識受容体）は，T細胞と名のつく細胞であれば，必ずもっている受容体です．すなわちTh1，Th2，Th17，Treg，Tc，NKT細胞はすべて，抗原提示細胞から抗原提示を受けることができる細胞です．また，1つのT細胞は生来1種類のTCRしかもたず，1つのT細胞は1つの抗原しか認識できません．そのため，無数の種類の抗原に対し，無数の種類のT細胞（TCR）が存在することは，Stage 12でお話したとおりです．ヘルパーT細胞（CD4 + T細胞）がTCRによって抗原提示を受けると，なんらかのサイトカインを放出し，細胞傷害性T細胞（CD8 + T細胞）がTCRによって抗原提示を受けるとその抗原提示した細胞を破壊しようとします（→ S22）．

POINT 19

◆ ウイルス防御の主役である細胞傷害性T細胞（Tc細胞）による細胞性免疫→リンパ球性炎症
◆ Tc細胞は感染細胞をまるごと破壊することでさらなる感染を防御
◆ 1つのTc細胞は1種類の抗原認識受容体（TCR）をもつ

Chapter 3 ウイルスに対する防御反応のストーリー

Stage 20 ウイルス感染における自然免疫①
インターフェロンでウイルスの増殖にSTOP！

ウイルス感染の基本とその防御反応のゴールを理解したところで，ここから**「ウイルス防御のストーリー」**をはじめたいと思います．ウイルスが気道上皮から細胞内に侵入して感染を起こしたと想定しましょう．まずはウイルスに対する自然免疫の対応を理解しましょう．

自然免疫細胞のチェック

やはり最初は**マクロファージ，樹状細胞**といった**自然免疫**の監視員たちのチェックが入ります．彼らはウイルス粒子をとりあえず異物として飲み込むと，細胞膜貫通型のTLRである**TLR3，TLR7，TLR8，TLR9**で**ウイルスの核酸（DNAやRNA）を感知**します．細菌を感知するTLR2，TLR4は細胞の表面にありましたが，ウイルスは細胞の中に入ってきやすいので，核酸を感知するTLRは細胞膜を貫通しているほうが都合がよいのでしょう．ウイルスの侵入を感知したマクロファージや樹状細胞は，**I型インターフェロンとよばれるIFN-α，IFN-β**を産生します．

感染した細胞も意思表示

上皮細胞などの普通の細胞も実はTLRをもっています．ウイルスに侵入（感染）されてしまった上皮細胞は，自分の中でウイルス核酸の複製が行われていることを感じると，やはり**IFN-α，IFN-β**を産生します．

I型インターフェロンの働き

インターフェロンとはサイトカインの一種で，**ウイルスの複製を阻害**します．また，マクロファージや，後に登場する**NK細胞**や，**Tc細胞の殺傷能力を増大**させます．IFN-αとIFN-βはマクロファージ，樹状細胞，すべてのウイルス感染細胞によって産生され，**感染した細胞の新たなウイルスの複製を阻害**します．

Ⅰ型 IFN：IFN-α，IFN-β

Ⅰ型 IFN である IFN-α，IFN-β は，抗ウイルス作用のほかに感染細胞の増殖抑制効果，マクロファージ，NK 細胞，Tc 細胞活性の増強，抗腫瘍効果，細胞性免疫調節（主に亢進）機能をもち，さらに，ウイルスではない「細胞内寄生微生物」の発育抑制などさまざまな機能をもっています．IFN-α はウイルス性肝炎の治療薬として臨床応用されています．

Ⅱ型 IFN：IFN-γ

一方，Ⅱ型 IFN とは前章で何度も登場した IFN-γ のことです．IFN-γ は異物を感知したマクロファージが出し，それで分化した Th1 がまたさらに産生します．IFN-γ はこのあと説明する細胞性免疫でも大活躍してもらいます．

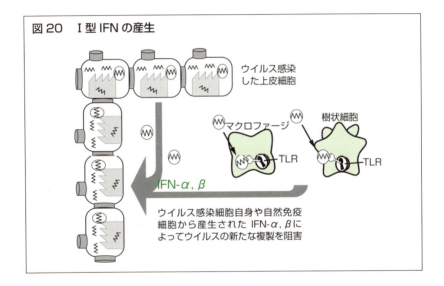

図20　Ⅰ型 IFN の産生

POINT 20

◆ マクロファージ，樹状細胞がウイルスを取り込み，細胞膜貫通型の TLR でウイルスを感知し，IFN-α，IFN-β を産生
◆ ウイルス感染した細胞自身も IFN-α，IFN-β を産生
◆ Ⅰ型 IFN（IFN-α，β）は感染細胞の新たなウイルスの複製を阻害

Chapter 3 ｜ ウイルスに対する防御反応のストーリー

Stage 21 ウイルス感染における自然免疫②
主役が遅いので前座ががんばる！

　好中球がはじめから細菌をパクパク食べてくれないのと同様，細胞傷害性T細胞（Tc細胞）もしっかり手順を踏んでもらわないとウイルス感染細胞をどんどん破壊しようとはしてくれません．ウイルスが体内に侵入してからTc細胞が活躍するまでに，どのような過程があるのでしょうか．

細胞性免疫は遅い！

　さて，ウイルスが気道の上皮細胞に侵入して感染を起こしても，**細胞性免疫（Tc細胞）が発動するまでには数日間という防御反応としてはやや長い反応時間**がかかってしまいます．そのためTc細胞による細胞性免疫反応のことを「遅延型（過敏）反応」とよぶことがあります．しかしTc細胞が発動するまでの間，ウイルスのやりたい放題にしておくわけにはいきませんね．そこでいち早くウイルス感染に対する**自然免疫**として働くのが，前Stageで述べたおなじみの監視員**マクロファージやIFN-α，β**といった**I型IFN**でした．

NK細胞

　ここで新しい**自然免疫の細胞**を紹介します．それが，**NK（ナチュラルキラー）細胞**です．**NK細胞はウイルス感染した細胞やがん化した細胞など「おかしくなった自分の細胞」を破壊**しようとする性質があります．NK細胞は監視員たちが出すサイトカイン（TNF-αやIL-12）によって活性化し，細胞傷害をがんばります．また**NK細胞はIFN-γを産生し，マクロファージを活性化**させ，それによってますますIFN-α，βの増産や自らの活性化を促します（**図21**）．

　このようにTc細胞が活躍するまでに，マクロファージ，樹状細胞，NK細胞といった自然免疫に関わる細胞や，これらから産生されるIFN-α，β，IFN-γでウイルスの増殖を抑え込みますが，やはり自然免疫は非特異的な

防御で限界があり，その防御が破られると **Tc 細胞による「細胞性免疫」** が必要となります．

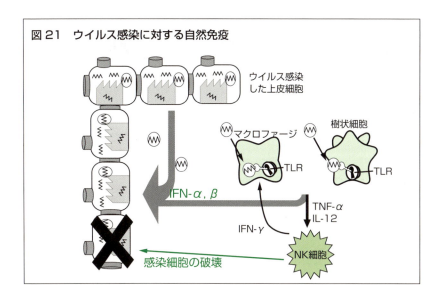

図21 ウイルス感染に対する自然免疫

NK 細胞の特殊能力

memo

NK 細胞は MHC クラス I を認識し，それがあると細胞傷害をしないようにします．逆に，もともと自分の細胞でも名札（MHC クラス I）をつけていないような細胞は破壊しようとします．実際，**ウイルス感染細胞やがん細胞では MHC クラス I の発現が低下・あるいは消失しています**（→ S35）．

NKT 細胞

memo

NK 細胞と同様，ウイルス感染細胞やがん細胞に細胞傷害性をもつ細胞です．TCR をもつので，ほかの T 細胞のように抗原提示を受けることもできます（→ S35）．

POINT 21

◆ ウイルスの侵入・感染
　→ Tc 細胞が活躍するまで数日かかる（遅い）
　→ 炎症性サイトカインで活性化した NK 細胞は感染細胞を非特異的に破壊
　→ それらが破られると Tc 細胞による細胞性免疫が発動

Chapter 3 | ウイルスに対する防御反応のストーリー

Stage 22 ウイルス感染細胞の抗原提示
「ダメな私を殺してください！」

ウイルスの侵入・感染を許してしまった上皮細胞はIFN-βを出して応戦しますが，やはり感染を受けると生きてはいけません．しかしただ黙って死ぬわけではありません．ウイルスに感染した細胞は最後の力をふりしぼって細胞傷害性T細胞（Tc細胞）に，あるメッセージを伝えようとします．

感染細胞がTc細胞へ情報を伝える

ウイルス感染細胞は自分がウイルスに感染したことに気づくと，「自分はこんなやつにやられてしまった！ 自分を破壊することで，やつの増殖を止めてくれ！」ということをTc細胞に伝えようとします．具体的には，==感染細胞はウイルスの抗原部分を自分の「MHCクラスⅠ分子」上にのせて抗原提示を行います==（図22）．そしてその抗原提示を受けることができるのは，そのウイルス抗原に特異的な（TCRをもつ）Tc細胞だけです（→ S12）．抗原提示を受けたTc細胞は「それじゃあ可哀想だが死んでくれ！」と，その感染細胞を破壊するのです．

Tc細胞の増殖と活躍にはサイトカインが必要

ところで，**過去に何回もそのウイルス感染を経験しているならば，そのウイルス抗原に対し特異的な（TCRをもつ）Tc細胞がすでに多く存在している**はずです（リンパ球のクローン選択説→図12）．それならば多くのTc細胞がすぐ抗原認識→感染細胞の破壊と進むことができます．しかしそのウイルスにはじめて感染した場合には，そのウイルス抗原に特異的な（TCRをもつ）Tc細胞は少ししか体内に存在しません．そこでTc細胞を増殖させるサイトカインが必要となります．また，Tc細胞の働きをパワーアップする意味でもサイトカインが重要となります．

50　関連項目▶ MHC分子→Level Up 2（次頁），TCR→Stage 12

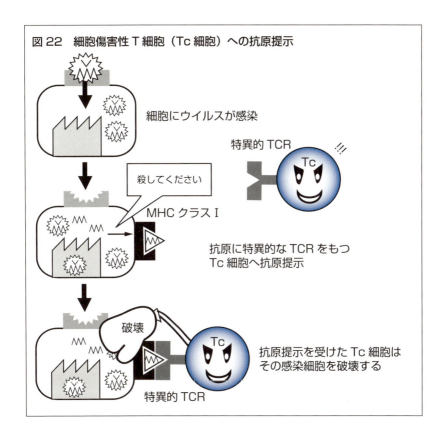

図22 細胞傷害性T細胞（Tc細胞）への抗原提示

Tc細胞による遅延型反応

Tc細胞の反応がどのくらい遅いかは，侵入した抗原にもよります．最近に何回もその抗原の侵入を受けていれば，その抗原に特異的な（TCRをもつ）Tc細胞が体内に多くいますので反応は比較的早くなります（といっても数時間から半日くらいはかかります）．細胞性免疫による遅延型反応の代表はツベルクリン反応（48時間後に判定）や，接触性皮膚炎（植物や金属などに皮膚が負ける症状）などがあります（→ S75）．

POINT 22

◆ ウイルスに感染した細胞は，MHC クラス I を用いて Tc 細胞へ抗原提示（「自分を破壊してくれ」と要求）

Chapter 3 ウイルスに対する防御反応のストーリー

Level Up ❷ MHC分子と抗原提示

　私たちの体を構成する多くの細胞（**有核細胞**）は，自分に特有の**MHC (major histocompatibility complex：主要組織適合遺伝子複合体)** という遺伝子部分をもち，その遺伝子によって決まる分子，すなわち**MHC分子を細胞表面に名札のように表現**しています．MHC分子は「私は自分自身の細胞です」という身分証であるのと同時に，「こんな敵が来ています！」という抗原提示を行う働きをもっています．

　Stage 22で登場した**MHCクラスⅠ分子はTc細胞に抗原提示するときに必要な身分証**で，**ほとんどすべての有核細胞がもっています**．どんな細胞もウイルスに感染する可能性があるので，もっている必要がありますね．ですから上皮細胞のような（とくに免疫を専門にする細胞ではない）**一般的な細胞もTc細胞（CD8＋T細胞）に対しては抗原提示することができる**のです．そういう意味ではほとんどすべての細胞が抗原提示する能力をもっているのですが，ふつう「抗原提示細胞」というと，**樹状細胞，マクロファージ，B細胞のことを指します**（これら3つの細胞を「プロフェッショナル抗原提示細胞」とよぶことがあります）．

　ところで，体液性免疫のストーリーでは「こんな敵がきてます！」という情報は「抗原提示細胞が**MHCクラスⅡ分子**を用いて**CD4＋ナイーブT細胞に伝える**」ことを覚えていますか？（→ S11, S13）**MHCクラスⅡ分子をもつ細胞は「抗原提示細胞」だけで，CD4＋ナイーブT細胞に抗原提示できる**特権階級です．抗原提示細胞（樹状細胞，マクロファージ，B細胞）は有核細胞なのでもちろんクラスⅠ分子ももっており，結果的にCD4＋T（Th細胞）にもCD8＋T（Tc細胞）にも抗原提示することが可能です．

POINT
◆ MHCクラスⅠ：すべての有核細胞がもつ→ CD8＋Tに抗原提示
◆ MHCクラスⅡ：抗原提示細胞だけがもつ→ CD4＋Tに抗原提示

column❶ かぜは薬や点滴では治らない！

　風邪（かぜ）をひいて病院にいくと医師はどんな薬を出してくれるでしょうか．症状にもよりますが，たいてい解熱・鎮痛薬，咳止め，痰の薬，鼻水の薬といったところでしょう．でもこれらの薬はどれも，それぞれの症状を抑え込むだけのもので，どれ1つとしてかぜの原因，すなわちかぜウイルスをやっつけるものではありません．そういう意味では根本的にかぜを治す薬はないのです．

　では，かぜを治す＝ウイルスに打ち勝つのは誰かといえば，ほかならぬあなたの体自身です．詳しくいえば，あなたの自然免疫あるいは細胞性免疫がかぜウイルスを排除するから治るのです．「病院に早めに行けば早くかぜが治る」というのは本当は正しくないのです．それでは「かぜで病院に行く意味なんかないじゃないか」と思われるかもしれません．しかし，熱が出たり咳が出たりといった症状が強く長く続くと体力を消耗しますね．それで薬の力で症状を抑えることによって体力の負担を軽くするのです．そうしてがんばっている間に自分の免疫反応でウイルスを根絶してもらうのです．ですから，「病院の薬を飲んでるから大丈夫」などといって無理をすればそれだけ体力が失われ回復も遅れます．そういう意味では「安静にして体力を温存すること」がかぜウイルスをやっつけるいちばんの治療法といえます．

　ちなみに，抗菌薬（抗生物質）は「細菌」を殺す薬で，ウイルスには1％も効果がありません．まれに抗菌薬を処方されることがありますが，それは「細菌感染の疑いも非常に強い」場合にのみ処方されるのであって，やはりかぜを治すためではありません．また，「点滴すればよくなる」という人がいますが，点滴はただの水分補給でしかなく，栄養も健康ドリンクのほうがよほど多く入っています．高熱で脱水症状もなければ点滴の必要はありません．

Chapter 3 ウイルスに対する防御反応のストーリー

Stage 23 細胞傷害性T細胞の増殖と活性化
Th1系サイトカインでTc細胞を増やせ！

　ウイルスに感染した細胞がせっかく抗原提示をしても，受け取る側のTc細胞がいなくては意味がありませんね．そのウイルス抗原（の提示）に対して特異的なTc細胞がどんどん分化・増殖し，感染細胞をガリガリ破壊するためには何が必要なのでしょうか．

抗原提示細胞も動き出している

　ウイルスに感染した上皮細胞が「こんなのにやられましたー」とTcに抗原提示する一方で，マクロファージや樹状細胞はウイルスの貪食（または取り込み）を行っています．ウイルスを取り込んだマクロファージや樹状細胞は体液性免疫のときと同様に，ウイルスを分解しながらリンパ管に入り，リンパ節に移動します．そしてこれらの抗原提示細胞はMHCクラスⅡ分子を用いてCD4＋ナイーブT細胞に抗原提示しようとするのです．

ウイルス感染ではナイーブ→Th1へ分化する流れができている

　体液性免疫ではCD4＋ナイーブT細胞が抗原提示を受けると，サイトカインの状況によってTh1，Th2，Th17細胞へ分化・増殖し，Th1系サイトカイン（IFN-γ）とTh2系サイトカイン（IL-4）の両方の作用により，B細胞からIgG産生が導かれるのでした．一方ウイルス感染の場合，すでにウイルスを感知した抗原提示細胞やNK細胞の活性化によって，IFN-γやIL-12といったTh1への分化・増殖を促す流れが強くなっています（図23）．

Th1系サイトカインでTcが増殖・活性化

　分化・増殖したTh1はIFN-γ，IL-2といったTh1系サイトカインを産生します．そしてTc細胞の若い細胞であるCD8＋ナイーブT細胞はTh1系サイトカインを浴びると分化・増殖し，感染細胞を破壊する力が

関連項目▶抗原提示細胞→Stage 11　Th1系への流れ→Stage 44

パワーアップ（活性化）するのです（**図23**）．また，IFN-γ は CD4＋ナイーブ T 細胞を Th1 に分化させる因子でもあるので，さらにこの細胞性免疫反応を増幅させます．このように Tc 細胞は増殖・活性化し，ウイルス感染してしまった細胞をどんどん破壊していくことができるようになります．

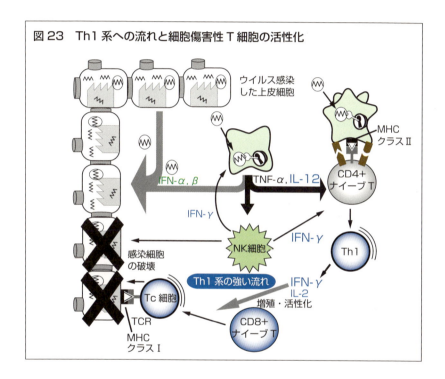

図23　Th1系への流れと細胞傷害性T細胞の活性化

POINT 23

◆ ウイルス感染細胞は MHC クラス I を用いて Tc 細胞へ抗原提示
　→一方，ウイルスを取り込んだ抗原提示細胞が MHC クラス II を用いて CD4＋ナイーブ T 細胞に抗原提示
　→すでにウイルスを感知した抗原提示細胞や NK 細胞が産生する IFN-γ や IL-12 によって Th1 への分化・増殖が進む
　→ Th1 系サイトカインが CD8＋ナイーブ T 細胞を Tc に分化・増殖し活性化
　→ Tc は MHC クラス I で抗原提示しているウイルス感染細胞を強力に破壊

Chapter 3 ウイルスに対する防御反応のストーリー

Stage 24 活性化マクロファージ
細胞性免疫のもう一人の主役

ウイルス感染細胞を特異的に認識・破壊する「細胞性免疫」の主役は細胞傷害性T細胞（Tc）です．しかし，Tc細胞はあくまで感染した自分の細胞を破壊するのであって，ウイルスそのものを直接やっつけるものではありません．そこで細胞性免疫にはウイルスを直接やっつける強力な助っ人が存在します．

IFN-γでマクロファージ（Mφ）が大活躍

それは，これまで何度も登場しているMφです．とはいっても普通のMφは，異物をおおまかに認識して非特異的に貪食したり，抗原提示をする自然免疫の活躍が目立つ細胞です（それはそれで非常に大事ですが）．それだけでなくMφは，NK細胞やTh1から産生されるIFN-γを浴びるととてつもなくパワーアップし，「活性化Mφ」となります．活性化Mφはラングハンス型巨細胞：Langhans型巨細胞*ともよばれる複数のMφが融合した巨大な細胞にもなります．活性化Mφやラングハンス型巨細胞は貪食能が強力であるだけでなく，貪食したウイルスを不活化（感染能力を失わせること）することができます．もちろん，これまでMφが産生すると述べてきた，炎症性サイトカイン（IL-1，IL-6，TNF-α），Th1への分化を促進するIL-12，ウイルス増殖を防ぐIFN-α，βもガンガン放出し，大活躍します（図24）．

このようにウイルス感染の防御は，①IFN-α，β　②NK細胞　③Tc細胞　④活性化Mφ　という4本立てで行われているのです（図24）．①②④は自然免疫，③は細胞性免疫です．

Mφ・ラングハンス型巨細胞ががんばりすぎると…

しかし一方で，活性化Mφががんばりすぎると，細胞や結合組織が固まっ

＊樹状細胞由来のランゲルハンス細胞とはまったく別物です！

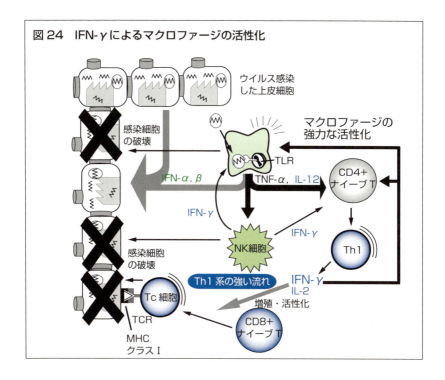

図24 IFN-γによるマクロファージの活性化

た「肉芽腫」という結節がつくられ，ずっとその炎症の跡が残ることがあります．活発な細胞性免疫反応で見られ，典型的な例では**結核における乾酪性肉芽腫**や**サルコイドーシス**という疾患でよく見られます．肉芽腫がどんどんつくられるような炎症は**「肉芽腫性炎症」**とよばれます（→ S19, S75）．

✏️ memo　Mφのさらなる機能

Mφ はほかにも才能があります．それは細菌・ウイルスなどの病原微生物だけでなく，組織の壊れた細胞や老廃物など，必要のないものはどんどん貪食し，組織をきれいにしてくれます．そのため**組織の scavenger（スカベンジャー：掃除屋）**と表現されることがあります（→ S33）．

POINT 24

◆ Mφ は IFN-γ により活性化→ラングハンス型巨細胞へ
　→ウイルスをどんどん貪食・不活化，また感染細胞のウイルス増殖を抑制し，細胞性免疫を強力にサポート
　→がんばりすぎると肉芽腫ができる

Chapter 3 ウイルスに対する防御反応のストーリー

Stage 25 自然免疫〜細胞性免疫のまとめ
ウイルス防御のストーリー

　ウイルス防御について，ここまで解説したことをまとめました．とくに③以降については図を見ながらもう一度頭を整理してください．

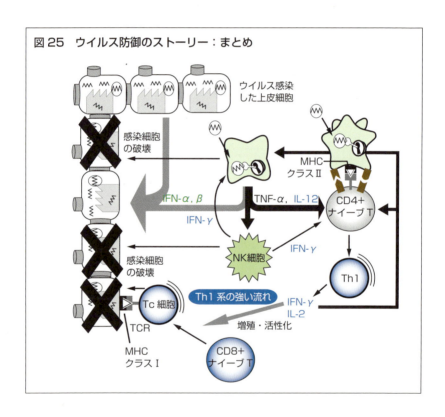

図25　ウイルス防御のストーリー：まとめ

【ウイルス防御のストーリー】

> ウイルスの細胞内への侵入，感染
> →①マクロファージ，樹状細胞がウイルスを取り込み，細胞膜貫通型の内にある TLR でウイルスを感知し，Ⅰ型 IFN（IFN-α，IFN-β）を産生．また，ウイルス感染した細胞自身も IFN-β を産生．
> →② Tc 細胞が活躍するまでの間，IFN-α，β でウイルスの複製を阻害，マクロファージや NK 細胞は感染細胞を非特異的に破壊
>
> ――― ここまでが**自然免疫** ―――

> ――― これ以降が**細胞性免疫** ―――
>
> （過去に何回もそのウイルスの侵入を受けている場合は，すでにそのウイルス抗原に特異的な Tc が多く存在しているので，すぐ⑧へ）
>
> →③ウイルス感染細胞は MHC クラスⅠを用いて Tc 細胞へ抗原提示（「自分を破壊してくれ」と要求）
> →④一方，ウイルスを取り込んだ抗原提示細胞が MHC クラスⅡ分子を用いて CD4 ＋ナイーブ T 細胞に抗原提示
> →⑤すでにウイルスを感知した抗原提示細胞や NK 細胞が産生する IFN-γ や IL-12 によって Th1 への分化・増殖が進む
> →⑥ Th1 細胞は IFN-γ，IL-2 といった Th1 系サイトカインを産生
> →⑦ Th1 系サイトカインが CD8 ＋ナイーブ T 細胞を Tc に分化・増殖し活性化
> →⑧**そのウイルス抗原に特異的な Tc 細胞が，MHC クラスⅠで抗原提示しているウイルス感染細胞を強力に破壊**
> →⑨マクロファージも IFN-γ を浴びて活性化
> →⑩ IFN-γ により活性化マクロファージはウイルスを強力に貪食・不活化，また感染細胞のウイルス増殖を抑制し，細胞性免疫をサポート
> →⑪リンパ球性炎症，肉芽腫性炎症

「ウイルスに対する防御反応〜細胞性免疫」が終わりました．ここまで理解できれば免疫学の基礎ができたことになります．とはいえ，何事も基本的なことが意外と難しいのです．

Chapter 3 ウイルスに対する防御反応のストーリー

column ❷ インフルエンザワクチンは効かない！？

「インフルエンザ」や「かぜ」は流行して私たちを悩ませる感染症ですが，インフルエンザはなぜ一度かかっても翌年にはまたかかってしまうのでしょうか？

免疫は，1つの病原体に対して一度感染したらその防御力は飛躍的にアップしています．ですから今年のインフルエンザに一度かかったら，そのインフルエンザにもう一度かかることは（短期的には）まずありません．しかし，インフルエンザウイルスやかぜウイルスは毎年微妙にその抗原性を変化させているのです．つまり**インフルエンザウイルスやかぜウイルスは，毎年（というか常に）新種のウイルスとして発生している**のです．生物がその遺伝子を微妙に変化させて新しいタイプになることを**「変異（または突然変異 mutation）」**といいます．人間のような高等生物で大きな変異が生じることはありませんが，たとえば農作物の品種は「味がよく悪天候にも強い」新しい品種を求めて常に人工的に変異を起こさせていますね．ウイルスのような下等生物（？）ではそのような変異が自然界で勝手に行われているのです．

インフルエンザウイルスで実際に流行するのはA型またはB型です．C型が流行しないのはそのウイルスの遺伝子が変化しないからです．しかし，とくにA型はその表面蛋白の変異が多いのですぐ新種のインフルエンザウイルスが生まれてしまいます．それでも過去のウイルスと似ていればそれなりに免疫が働くのですが，A型ウイルスは何年かに一度大きく変異することがあるのでそのときには大流行し，死亡者が出るほど暴れることになります．いまでこそA型，B型インフルエンザであれば新種に対しても効果のある薬がありますが，1918年に流行したスペインインフルエンザ（A型）では特効薬がなかったため何千万人もの人が亡くなりました．

ところで，寒い時期になると毎年インフルエンザ患者が急増し，「今年のインフルエンザワクチンも効いてないなあ」という声が聞こえてきます．しかし，このワクチンは予防接種とはよばれるものの，感染

を完全に予防する効果は最初からそれほど期待されているものではないのです（もちろん罹患率はある程度は下がります）．年によりますが，予防効果としてはなんと 2 割以下しか効果のない年もあります．インフルエンザワクチンについては，

・ワクチンは外来にくる（くらい症状が強く出る）インフルエンザ患者を 10 〜 60% 減らす効果がある．
・その効果は健康な青年で最も効果的，65 歳以上では効果が低い．

といわれています．

　その程度ならワクチンを打つ意義は少ないのでは？と思われるかもしれません．しかし，「インフルエンザワクチンは，それにかからなくする効果はたいしたことないが，入院，ICU（集中治療室）入室，死亡者を減らす効果が絶大！」なのです．アメリカ疾病管理予防センター（CDC）は「わずか 10% の有効性の年であっても，米国だけで約 13,000 件の入院を予防できる」と報告しています．さらに，実際はかかったが本人がそれと気づかないくらい軽症ですんでしまったという人も多いはずです．

　では私たちがインフルエンザにかからないためにはどうすればいいのでしょうか？　それはワクチンではなく，あくまで「咳エチケット，マスク，手洗い」で，それをおろそかにしていればやっぱりかかるのです！　インフルエンザウイルスにはアルコール消毒が有効なことは御存知ですよね．また，インフルエンザ対策は（寒い時期ですが）「換気」が重要といわれています．換気していないと，（とくに乾燥した部屋では）ウイルスを含む飛沫がより空気感染に近くなり感染力が大幅にアップするのです．

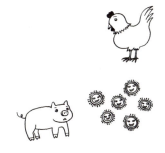
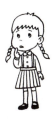

Chapter 3 ウイルスに対する防御反応のストーリー

Stage 26 体液性免疫か細胞性免疫か
病原体のすみ家によって変わる！

　ここまで**細菌感染は「体液性免疫」**，**ウイルス感染は「細胞性免疫」**ときっちり分けて説明してきました．もちろん大すじはそれで間違いないのですが，実は，細菌によっては細胞性免疫が重要な場合もあるし，ウイルス感染でも体液性免疫が必要な場合（→S27）も多いのです．

化膿菌には「体液性免疫」

　これまで「細菌」とひとくくりにしてきましたが，「細菌」にもさまざまな種類と特徴があります．たとえばChapter 1で勉強した「化膿性炎症」を起こしやすい菌は，黄色ブドウ球菌，溶連菌，肺炎球菌，インフルエンザ桿菌，大腸菌，緑膿菌等々たくさんありますが，これらは「化膿菌」とよばれます．化膿菌に対しては「体液性免疫」が防御のメインとなります．

　一方，化膿性の炎症はほとんど起こさない菌もあります．結核菌，非結核性抗酸菌，サルモネラ，マイコプラズマ，レジオネラ，リケッチア（一部細菌とはいえない微生物も入っています）などがそうなのですが，どうしてこれらの感染では化膿性炎症が起きないのでしょうか？

ウイルスや結核菌には「細胞性免疫」

　実はこれらの菌は**細胞の中で増殖する細胞内寄生微生物**なのです．ウイルスのように細胞の中で悪さする微生物に対しては，体液性免疫でやっつけられないことは勉強しましたね（→S17）．そこで細胞内寄生菌に対しては当然，細胞傷害性T細胞や活性化マクロファージによる細胞性免疫でやっつけることになります．

　細胞内寄生菌として最も有名なのは結核菌（→S56）です．結核菌も化膿菌と同様にマクロファージに貪食されるのですが，なんと大胆なことに貪食細胞であるそのマクロファージの中で生き続けるのです．そのような場合，細胞性免疫の過程でTh1細胞によって産生されるIFN-γでマクロ

62　関連項目▶ Th1かTh2か→Stage 44

ファージを活性化しないと細胞内の結核菌をやっつける（消化する）ことができません．

体液性免疫か細胞性免疫か

このように，化膿菌のような**細胞外寄生微生物に対しては「体液性免疫」**が，ウイルスや結核菌のような**細胞内寄生微生物に対しては「細胞性免疫」**が防御のメインとなります（**図26**）．

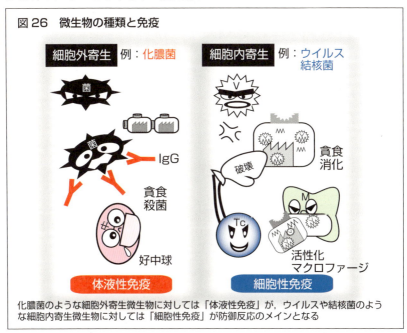

図26 微生物の種類と免疫

化膿菌のような細胞外寄生微生物に対しては「体液性免疫」が，ウイルスや結核菌のような細胞内寄生微生物に対しては「細胞性免疫」が防御反応のメインとなる

また，真菌（カビ）や寄生虫の免疫防御反応は複雑で，ひとえに「体液性」「細胞性」と区別することができません．実際には両方働いているのですが，**どちらかというと真菌には細胞性免疫，寄生虫には体液性免疫が重要**であると考えられています．

POINT 26

- ◆ 結核菌のように細胞の中に寄生する菌が存在し，その防御には細胞性免疫が必要となる
- ◆ 細胞外寄生微生物→「体液性免疫」が防御のメイン
  細胞内寄生微生物→「細胞性免疫」が防御のメイン
- ◆ 真菌や寄生虫の防御には「体液性」「細胞性」両方関与し複雑

Chapter 3　ウイルスに対する防御反応のストーリー

Stage 27　中和抗体

抗体はウイルス防御にも役に立つ！

　細菌感染でも菌によっては「細胞性免疫」が重要であることをお話ししましたが，逆にウイルス感染でも「体液性免疫」が必要なことが多いのです．すなわち，ウイルスに対しても「抗体」がその防御に重要となるのです．

ウイルス感染でも抗体はつくられている

　ウイルスが体内に侵入した場合，たしかに細胞性免疫（Tc細胞やマクロファージ）が防御反応のメインとなっているのですが，実はある程度は体液性免疫も稼動しています．具体的にいうと，ウイルスを取り込んだ抗原提示細胞がCD4＋ナイーブT細胞に抗原提示をしたとき，CD4＋ナイーブT細胞の多くはTh1細胞に分化・増殖するのですが，ある程度はTh2細胞にも分化します（→ S23）．Th2細胞は抗体産生を促すサイトカインを産生する（→ S15）ので，結果的に「そのウイルスに対する抗体」がつくられるのです．

　このように**ウイルス感染においても「抗ウイルス抗体」は実際につくられている**のですが，抗体が細胞の中に入れない以上，ウイルス感染に対して抗体はまったく役に立たないのでしょうか？

ウイルスの侵入を阻止する「中和抗体」

　実は「**抗体**」には体液性免疫で重要な「オプソニン化」という働き（→ S06）のほかに，「**中和抗体**」**としての働き**があります．
　たとえばウイルスがはじめに感染した細胞から隣の細胞へ，また隣の細胞へとゆっくり順々に感染するタイプの場合，ウイルスはあまり細胞外に出てくることはありません．しかし，感染細胞内での増殖が済むとその感染細胞を破壊して爆発させ，いっせいに細胞外に飛び出し，組織や血液内へ飛び散っていくタイプのウイルスが存在します．そのようなウイルスは「**細胞融解型ウイルス**」とよばれ，日本脳炎，デング熱，ポリオなどタチ

の悪いウイルスが多いのです．そんなウイルスに対しては，ウイルスが細胞外に出ているときにもできるだけやっつけておきたいですね．そのためには，**ウイルスに直接結合して新たな細胞への侵入を防ぐための抗体**，すなわち**中和抗体**が必要となります．**中和抗体が結合すると，ウイルスは感染したい細胞に侵入することができなくなる（ウイルスの不活化）**のです．中和抗体ももちろん抗体なので，やはり体液性免疫の過程が必要となってきます．

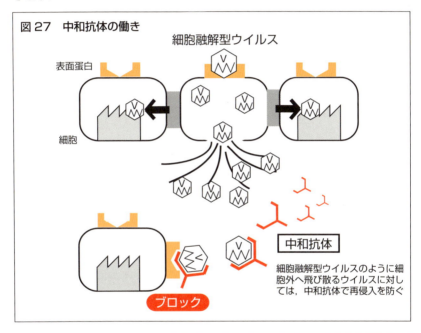

図27 中和抗体の働き

このように，**ウイルス感染においても体液性免疫の稼動はゼロではなく，抗体はつくられており，それは結構重要**です．ちなみに肝炎ウイルス（→S57）は細胞融解型ではないのですが，やはり抗肝炎ウイルス抗体がないと重症化します．細胞傷害性T細胞がウイルス感染細胞を破壊しても，ウイルスの排除が完全にはできず，外に出てきたウイルスを中和抗体で抑え込む必要があるのです．

POINT 27

◆ ウイルス感染に対しても「抗ウイルス抗体」はつくられている
◆ ウイルス感染においてもその防御に「中和抗体」が重要となる

Chapter 3　ウイルスに対する防御反応のストーリー

Stage 28 体液性免疫／細胞性免疫の総まとめ
これが免疫の基本骨格！

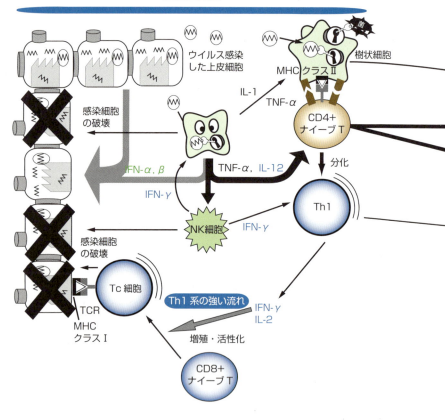

図28　体液性免疫（右頁）と細胞性免疫（左頁）のまとめ図

ここまで細菌防御のストーリーとウイルス防御のストーリーを通して**自然免疫**〜**体液性免疫**または**細胞性免疫**について説明してきました．自然免疫のあとに続く2つの免疫反応は**同じ抗原の侵入のたびに増幅され，しだいにすばやいリンパ球の反応として適応されるため「適応免疫」**または**「獲得免疫」**とよばれます．

体液性免疫と細胞性免疫を1つの図にまとめました．この図の流れを説明できれば免疫の根幹を理解したといえるでしょう．お疲れ様でした！

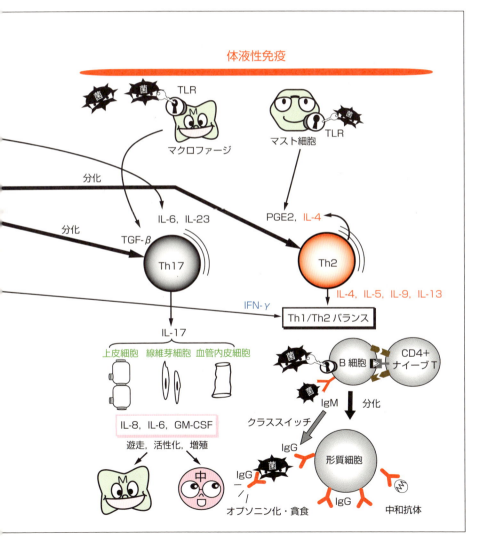

Chapter 3　ウイルスに対する防御反応のストーリー

> **column ❸**　なぜ麻疹（はしか）にまたかかるのか？
> ～あまりに感染が減ったその影響～
>
> 　昔は今のインフルエンザのように誰もが麻疹にかかり，流行，感染し，それによって免疫を獲得するのが通常でした．その後，麻疹ワクチンの接種率の上昇で自然に感染する人は少なくなりました．麻疹の予防接種を子供のころに打つと，その効果は一生持続するといわれていました．ところが近年，子供のころに一度麻疹にかかったことがある人や麻疹ワクチンを打った人でもまた麻疹にかかってしまい，それが結構流行したりして問題になっています．昔は一度かかったらもうかからないといわれていた麻疹がなぜ近年になって再発，さらには流行することになったのでしょうか？
>
> 　原因の1つは，麻疹ワクチンを一度打っても数％の人には十分な免疫がつかないためであることが知られています．でもそれだけの理由で流行までは起きません．
>
> 　大きな理由は，現代の感染症の減少と直結しています．かつてはどこにでも麻疹は流行していたので，予防接種を打った後も実は生涯に何回となく麻疹ウイルスの侵入を（感染症として発症まではしなくても）受けていたのです．要するに自然の予防接種も何回も受けていたようなものです．そのため，ブースター効果（→ S08）によって麻疹ウイルスに対する免疫は大人になるまでにみな充分に備わったのです．ところが，現在の日本はあまりにも環境衛生がよくなって感染者も少ないため，麻疹ウイルスと接触することはめったにありません．そのため1回麻疹の予防接種を受けても，その後一度もブーストされないまま10～20年もたつと，もう免疫（抗体量）がほとんどない状態になってしまうのです．さて，その対策としてみなさんはどうすればよいかわかりますか？　免疫のブースター効果を得るために，ワクチンの2回目の接種が重要ということになります．

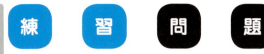

問 1 ウイルス感染を体液性免疫（抗体）で防御できない理由は？

問 2 ウイルス感染細胞を破壊する細胞性免疫の主役は？

問 3 ウイルス感染した細胞，ウイルスを感知したマクロファージ・樹状細胞は，ウイルス増殖を防ぐために何を産生するか．

問 4 NK細胞が破壊しようとする細胞はどんな細胞か．

問 5 （プロフェッショナル）抗原提示細胞とよばれる細胞を3つ挙げよ．

問 6 ウイルス感染した細胞が細胞傷害性T細胞に抗原提示する場合，何という分子を介して抗原提示を行うか？

問 7 その分子はどんな細胞がもっているか？

問 8 MHCクラスⅡ分子をもつ細胞は？またMHCクラスⅡ分子を介して抗原提示する相手は？

問 9 ウイルス感染（細胞性免疫）ではCD4＋ナイーブTがTh1に分化しやすいサイトカイン環境になっている．そのサイトカインとは？

問 10 Th1細胞が産生するTh1系サイトカインを2つ挙げよ．

問 11 それらのサイトカインによりTc細胞はどうなるか．

問 12 マクロファージを最も活性化するサイトカインは？

Chapter 3 ウイルスに対する防御反応のストーリー

問13 細胞性免疫が過剰な炎症を起こすと組織はどうなるか．

問14 抗原に結合することでその感染力や毒性を低下させる抗体のことを何とよぶか？

問15 抗原の侵入がくり返されることによって増幅される体液性免疫・細胞性免疫のことを総じて何とよぶか？

解 答

問1：抗体は細胞内に入れないため，細胞内寄生の微生物には体液性免疫は無効
問2：細胞傷害性T細胞（Tc細胞）
問3：Ⅰ型インターフェロン（IFN-α，IFN-β）
問4：ウイルス感染細胞やがん化した細胞
問5：樹状細胞，マクロファージ，B細胞
問6：MHCクラスⅠ分子
問7：すべての有核細胞
問8：抗原提示細胞（樹状細胞，マクロファージ，B細胞），CD4＋（ナイーブ）Tへ提示
問9：ウイルスを感知した抗原提示細胞やNK細胞が産生するIFN-γやIL-12によりTh1への分化・増殖が進む
問10：IFN-γ，IL-2
問11：Tc細胞は増殖・活性化し，感染細胞を強力に破壊
問12：IFN-γ
問13：肉芽腫（性炎症）が生じる
問14：中和抗体
問15：適応免疫（獲得免疫）

- □ 補体の働き
- □ 補体の活性化経路
- □ 白血球
- □ オートファジー
- □ 好中球
- □ 単球・マクロファージ
- □ 樹状細胞
- □ NK細胞とNKT細胞
- □ Chapter 4 練習問題・解答

Chapter 4
補体と免疫細胞

　ここまではとにかく「体液性免疫」と「細胞性免疫」という2つの免疫防御ストーリーを把握してもらうことを優先し，それ以外の細かい説明はできるだけ省いてきました．Chapter 4ではそれを補う物質（補体）や免疫に関わる細胞（いわゆる免疫細胞）ついて，もう少し詳しく紹介し，さらに細かく知識を深めていきましょう．

Chapter 4 補体と免疫細胞

Stage 29 補体の働き
細菌防御の名脇役！

　ここまで，細菌感染に対する防御は「体液性免疫」，すなわち「IgG抗体の結合→好中球の貪食」によって行われていることを解説してきました．しかしこのほかにも，細菌をやっつけてくれる強力な助っ人が存在します．それが「補体」という物質です．

補体（Complement）とは？

　補体とは「あることをきっかけにさまざまな免疫現象を引き起こす血中蛋白」で，主に肝臓でつくられます．補体にはおおまかにC1～C9と9つの成分があり，C1はさらにC1q，C1r，C1sの3つに，そのほかはたとえばC3a，C3bというふうにa，bの2つの成分に分けられます．それぞれの**補体がなんらかの働きを行うためには，その補体が活性化されることが必要**です．その活性化経路については次のStageで紹介します．まずは補体の重要な働きを4つ紹介します．

①免疫溶菌：C5b6789（膜侵襲複合体：MAC）

　さて，その補体の役割ですが，もっともパワフルな働きは，活性化経路の最後の物質である**「C5b6789」の活性化によって行われる**免疫溶菌です．C5b6789は最も重要な補体の複合体で，**膜侵襲複合体：MAC（membrane-attack complex）** ともよばれます．この複合体は細菌に穴をあけ破壊する（**図29**）のですが，細菌防御において好中球の貪食に負けないくらいの力を発揮します．私たちは細菌感染に対し「抗体→好中球の貪食（体液性免疫）」と「補体による免疫溶菌」の2本立てで防御しているのです．

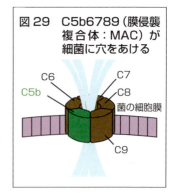

図29　C5b6789（膜侵襲複合体：MAC）が細菌に穴をあける

②オプソニン化：C3b

C3bは活性化すると，抗体と同様に好中球など食細胞の貪食能を増強するオプソニン化を行います．

> **memo** 補体レセプター
> C3bに結合する補体レセプター（CR）にはCR1〜CR4まであり，そのうち好中球はCR1，CR3，CR4をもっています．とくにCR3は好中球の貪食作用を活性化するだけでなく接着分子（→S87）としても重要です．

③好中球の遊走因子：C5a

C5aは食細胞を炎症局所により寄せる遊走因子（ケモカイン）として働きます．

④マスト細胞の刺激（アナフィラトキシン）：C3a，C5a

C3a，C5aはマスト細胞に作用して，ヒスタミンなどのケミカルメディエーター（→S64）を放出させ，血管の拡張や透過性を亢進させる作用があります．これは血管内から免疫細胞を局所に出やすくするためにある程度必要な反応なのでしょうが，この作用が強すぎると，全身の血管が拡張して水分が皮下に漏れ出し，蕁麻疹の状態が起きてしまいます．その全身反応はアナフィラキシー反応（→S65）またはアナフィラキシー様反応とよばれます．そのため，C3a，C5aはそのような反応を引き起こす物質としてアナフィラトキシンとよばれます．

POINT 29

◆補体の代表選手とその主な働き

補体	働き
C3a C5a	マスト細胞を刺激してアナフィラキシー（様）反応を生じさせる （アナフィラトキシン）（→S65）
C3b	異物に結合し好中球やマクロファージの貪食能をアップさせる （オプソニン化）（→S06，S32）
C5a	好中球を炎症部位により寄せる遊走因子（→S86）
C5b6789	細菌の細胞膜に穴をあけ，免疫溶菌反応を引き起こす

Chapter 4 補体と免疫細胞

Stage 30 補体の活性化経路

補体の活性化は3コース

　補体が活性化する経路は主に3つありますが，実はかなり複雑なので本書ではおおまかに説明します．

どこかで火がつけば連鎖的に活性化

　補体の活性化はC1の活性化がスタートとなる経路，C3がスタートとなる経路，またC4がスタートとなる3つの経路があります．どの経路からでも活性化が始まれば連鎖的に最後まで活性化していきます（図30）．

①古典的経路

　基本的にはC1から順番に活性化していきますがC4だけなぜか2番目にくると覚えておけばよいでしょう．またC6以降は前の補体のC5bが活性化することでくっついていきます．この活性経路はC1の活性化から始まる**①古典的経路**とよばれる経路ですが，ではどういうときにC1が活性化し始めるのでしょうか．それは，**抗原に抗体が結合し，その抗体に補体C1がくっつくことで活性化**します．すなわち，**体液性免疫**による「**抗原＋抗体の結合体（免疫複合体）**」（→ S72）が引き金となります．とはいえ，細菌に対し特異性はない反応なので正確にはやはり自然免疫に含まれます．

②第2経路（副経路）

　次の**②第2経路（副経路）**は，一部の細菌が抗体を介さず直接C3にくっついて，いきなり「C3を活性化→ C3a，3b →…」と補体を活性化させます．ただし，**この経路の活性化にはB因子とD因子といった血中の酵素が必要**です．C3は普段からいちばん活性化しやすい補体で，血中濃度が最も高い補体成分です．

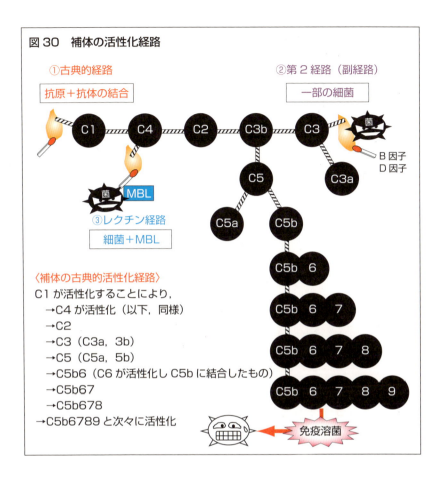

③レクチン経路

　レクチン経路は，肝臓でつくられる**MBL（マンノース結合レクチン）**が細菌に結合することでC4から活性化させる経路です．

　②③は適応免疫を介さず活性化するので純粋な自然免疫としての働きです．

POINT 30

◆ 補体活性化の経路
　①**古典的経路**　　　　　：抗原＋抗体反応でC1から活性化
　②第2経路（副経路）：細菌の一部がC3を活性化…B因子，D因子が必要
　③**レクチン経路**　　　　：MBLが細菌と結合してC4を活性化

Chapter 4 | 補体と免疫細胞

Stage 31 白血球

「白血球」はファミリーネーム

白血球の分類

　白血球というのは非常におおまかな言い方で，大きくは顆粒球系，単球系，リンパ球系に分けられます．しかし，各白血球の分化の過程の細胞なども考慮して細かく分類すると，まだまだ多くの名前（分類）が存在します．免疫学を勉強しているみなさんは，以下の表に書いてある程度の分類は知っておいてください．

　まだ登場していない細胞もありますが，いずれ説明しますので心配ありません．こう見ると単に「白血球」といっても種類が多く，またそれぞれの役割がまったく違うことがわかりますね．ですからみなさんは「白血球が…」という言葉を聞いたときは必ず，白血球の何球，何細胞なのかを意識しながら理解を進めてください．たとえば，「白血球がバイ菌を殺す」というのは「好中球が化膿菌を殺す」という意味ですね．また，病院で採血検査をして医師から「白血球が上がってますね」といわれた場合は，まず好中球が高い（→すなわち細菌感染による炎症の可能性がある）と考えて結構です．実際，日常会話レベルで「白血球」と表現した場合，それは好中球を指していることがほとんどです．

POINT 31

白血球の分類

白血球	顆粒球系	好中球，マスト細胞・好塩基球，好酸球
	単球系	単球, マクロファージ (Mφ), 樹状細胞 (DC)
	リンパ球系	B 細胞・形質細胞 T 細胞 　ヘルパー T 細胞 (Th1, Th2, Th17) 　制御性 T 細胞 (Treg) 　細胞傷害性 T 細胞 (Tc) NK 細胞 NKT 細胞

関連項目 ▶ 各種白血球の特徴→ Stage 32-35, 好酸球→ Stage 67, Level Up 10

Level Up ❸ 補体の検査とその評価

　臨床的な補体の検査には，補体の活性化の指標（**血性補体価**）として **CH50**（50% hemolytic complement activity）と，補体の蛋白量として測定する **C3，C4** があります．CH50 とは一定の赤血球の 50% 溶血に必要な補体活性量を示しています．**CH50 は血中補体活性の総和を示す**ことから，一部の補体成分の機能や蛋白量が下がると低下します．そこで CH50 が低下していた場合は，C3 と C4 も測定します．C3，C4 がともに低下している場合は肝機能障害（肝硬変など）による補体産生の低下の可能性や，免疫複合体などによる強い活性化による消費の亢進が考えられます．後者の代表例として SLE（→ S73）があり，病勢の有用な指標となります．

　CH50 が低いのに C3，C4 がともに基準値内であった場合は，採血後の**低温による補体の活性化（cold activation）**の可能性があり，37℃血清または EDTA 血漿を用いて再検します．慢性 C 型肝炎やクリオグロブリン血症の患者で見られます．

POINT

◆ CH50，C3，C4 による鑑別

CH50	C3	C4	主な疾患・病態
↓	↓	↓	肝硬変，SLE，悪性関節リウマチ
↓	↓	正常	急性糸球体腎炎，血液透析，C3 欠損症
↓	正常	↓	血管神経性浮腫，C1 インヒビター欠損症，C4 欠損症
↓	正常	正常	補体の cold activation（クリオグロブリン血症，C 型肝炎），C3・C4 以外の補体欠損症
↑	↑	↑	関節リウマチ，リウマチ熱，血管炎症候群，感染症などの炎症性疾患，悪性腫瘍，多発性骨髄腫，原発性胆汁性肝硬変症

参考：臨床検査ガイド 2015 年改訂版，文光堂

関連項目▶ 免疫複合体を生じる疾患→ Stage 73

Chapter 4 | 補体と免疫細胞

Stage 32 好中球

抗体とともに体液性免疫の主役

「好中球（Neutrophil）」は白血球の50〜70％を占める細胞で，その細胞内に，中性色素に染まる特殊顆粒をもっています．ちなみにマスト細胞・好塩基球は塩基性色素に染まる顆粒をもち，好酸球は酸性色素に染まる顆粒をもちます．そのためこれらの白血球は「顆粒球」とよばれます．

好中球は顆粒物質で病原体を殺す

好中球は，その顆粒に含まれる「リゾチーム」や「ミエロペルオキシダーゼ（MPO）」といった分解酵素によって異物を消化・殺菌します．リゾチームは細菌の細胞壁を分解する酵素で，自然免疫として涙や鼻汁，母乳などに含まれています．好中球はさらに，NADPHオキシダーゼという酵素によって「活性酸素」を産生・放出し，その活性酸素が強力な細胞傷害を行います．このとき，外からの異物だけにその活性酸素をぶっかければよいのですが，それが周りに飛び散るので周辺の自分の組織も痛めてしまいます．これが組織の炎症を引き起こす原因の1つとなっています．

好中球の働き

さて，好中球の役割は，**化膿菌を「貪食」「殺菌」する**ことです．マクロファージと同様に**非特異的な一次防御（自然免疫）として異物を貪食・殺菌する**こともありますが，メインの仕事は**IgGが結合した（オプソニン化された）異物を貪食・殺菌**することでしたね．ところで，好中球はなぜIgGが結合するとその菌を貪食する力が強まるのでしょうか？ いい換えれば，IgGによるオプソニン化はなぜ起こるのでしょうか？

好中球の貪食能が上がる理由

それは，**好中球が「IgGのFc部分に対する受容体：FcγR」をもっているから**です．抗原にIgGが結合するときは，IgGは必ずY字の両腕部

分＝Fab 部分で結合します（**図 32**）．そうなると抗原のまわりでは IgG の おしりの部分＝Fc 部分が外側に向けられます．そこに好中球がやって来れば，Fc 部分と非常に結合しやすい受容体をもっているのですから当然，好中球がその抗原に結合しやすくなり，貪食が進むというわけです．ちなみに FcγR の「**γ**」は「**IgG**」を表しており，R は receptor（受容体）の R です．**抗体は抗原特異性をもつので適応免疫（体液性免疫）ですが，好中球は単に抗体の Fc 部分を認識しているだけなので，好中球の貪食は厳密には適応免疫でなく自然免疫**に含まれます．

オプソニン化といえばもう 1 つ，補体の C3b にもその働きがありましたね（→ S29）．**好中球は「補体（C3b）に対する受容体：CR」ももっている**のです．

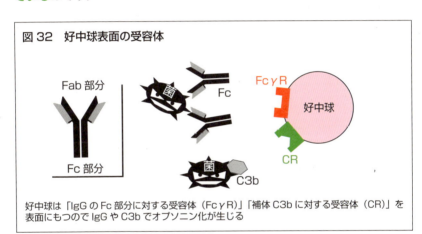

図 32　好中球表面の受容体

好中球は「IgG の Fc 部分に対する受容体（FcγR）」「補体 C3b に対する受容体（CR）」を表面にもつので IgG や C3b でオプソニン化が生じる

また，好中球と同じ貪食細胞であるマクロファージも上記 2 つの受容体をもっているので同様の性質をもっています．ただし，マクロファージは細胞性免疫で出てくる IFN-γ がないと大活躍はできないのでこの場合（体液性免疫）の主役は，やはり好中球ということになります．

POINT 32

- ◆ 好中球の働き：化膿菌の「貪食」「殺菌」
- ◆「殺菌」にはミエロペルオキシダーゼ（MPO）や活性酸素が重要
- ◆ 好中球は「IgG の Fc 部分に対する受容体（FcγR）」「補体 C3b に対する受容体（CR）」を表面にもっている
  →だから IgG や C3b でオプソニン化が生じる

Chapter 4 | 補体と免疫細胞

Stage 33 単球・マクロファージ
単純そうで意外と器用な免疫細胞

単球（→マクロファージ）

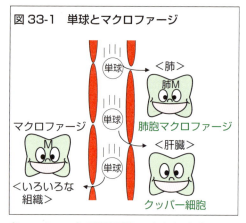

図33-1 単球とマクロファージ

「単球（Monocyte）」は血管内から組織に出ていくと，マクロファージ（Mφ，別名：組織球）とよばれます．また，血管外に出たところの臓器が肺なら「肺胞マクロファージ」，肝臓なら「クッパー細胞」とよばれます（図33-1）．また，IFN-γによって活性化して融合するとランゲルハンス（Langhans）型巨細胞にもなります．

マクロファージの6つの機能

まず，マクロファージは①自然免疫の監視員として外敵をおおまかに認識し，非特異的な貪食を行うのでしたね（→S03，S05）．次に，②炎症性サイトカイン，ケモカイン，脂質メディエーターを産生し，血管を拡張したり，ほかの免疫細胞を集めて炎症の準備をするのでした．③抗原がウイルスだと感知した場合は，IFN-α，βを産生します．④樹状細胞ほどではありませんが抗原提示細胞としても重要な細胞でした（→S11）．さらに⑤IFN-γを浴びると活性化し，細胞性免疫で大活躍するのでした（→S24）．

一方，血液中の単球はそのままではあまり活躍しません．しかし，体のどこかで炎症が始まると血管からその組織へ出ていき，マクロファージになります．マクロファージは最初から組織にある程度存在して一次防御を張っているのですが，後から単球→マクロファージとなってやってきたマ

関連項目　活性化マクロファージ→Stage 24，
マクロファージ産生サイトカイン→Stage 85

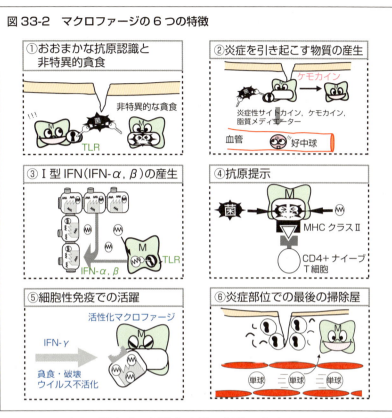

図33-2 マクロファージの6つの特徴

クロファージは，好中球や細胞傷害性T細胞よりも遅れてその炎症部位に集まります．そして最後に炎症部位に残った「戦い終わって死んだ細胞（多くは最後にゆっくり集まったリンパ球）」や「炎症によって壊れた組織」を貪食します．つまり，⑥最後の「炎症組織の掃除屋（スカベンジャー）」として働いてくれるのです（**図33-2 右下**）．

POINT 33

- ◆ 単球が血管から組織に出てマクロファージになる
- ◆ 〈マクロファージの役割〉
  ①外敵のおおまかな認識と非特異的な貪食
  ②炎症性サイトカイン，ケモカイン，脂質メディエーターの産生
  ③ウイルス感染でⅠ型IFN（IFN-α，β）を産生
  ④抗原提示
  ⑤細胞性免疫で活躍
  ⑥炎症部位での最後の掃除屋（スカベンジャー）

Chapter 4 補体と免疫細胞

Stage 34 樹状細胞
抗原提示のエキスパート

樹状細胞とは？

　樹状細胞（dendritic cell：DC）は19世紀に皮膚で発見され，当初はランゲルハンス細胞とよばれていましたが，その機能は長らく不明でした．現在では，皮膚の表皮層に存在する未成熟な樹状細胞がランゲルハンス細胞とよばれ，その下の真皮層〜間質にいる樹状細胞が真皮樹状細胞（または間質樹状細胞）とよばれています．樹状細胞は皮膚だけでなく胸腺，リンパ節などのリンパ組織はもちろん，気道上皮，腸管粘膜，筋肉，中枢神経系など全身に分布しています．

　抗原提示細胞としては90年代になってから注目され，それ以前は主にマクロファージやB細胞が抗原提示細胞として研究されてきました．しかし現在では，これら2つの抗原提示細胞に比べ，「樹状細胞」はダントツに抗原提示する能力が高いことが知られています．その理由の1つとして，感染下で活性化した樹状細胞では，共刺激分子（とくにCD80，CD86）の発現量がほかの抗原提示細胞よりも断然多いことが挙げられます．抗原提示における共刺激分子の結合が，抗原提示する側，される側（T細胞），双方にとって非常に重要な刺激となるのでしたね（→ S13）．

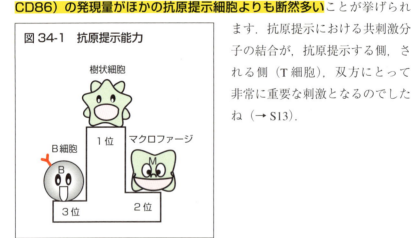

図34-1　抗原提示能力

関連項目▶抗原提示→ Stage 13，マクロファージの働き→ Stage 33

樹状細胞の働き

各組織にいる樹状細胞は，細菌などの異物を表面の TLR で感知する一方，積極的に異物を細胞内に取り込み（マクロファージや好中球のような「貪食」ではない），細胞内にある TLR でウイルスなどの核酸の抗原を認識します（→ S13）．**抗原がウイルスだった場合，IFN-α, β を産生**します．抗原を認識した樹状細胞は末梢リンパ管からリンパ節へと移動します．そして，**取り込んだ異物を分解して CD4 ＋ナイーブ T 細胞に抗原提示する**ことによって，**CD4 ＋ナイーブ T 細胞をエフェクター T 細胞へ分化・増殖**させます．マクロファージとだいぶ仕事が重なるところがありますね．前 Stage の **図 33-2** でいうと，①～④は程度の差はありますが共通の働きです．

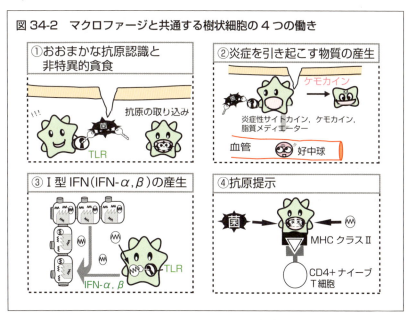

図 34-2　マクロファージと共通する樹状細胞の 4 つの働き

POINT 34

◆ 樹状細胞は最も強力な抗原提示能をもつ
◆ 皮膚表皮の未熟樹状細胞＝ランゲルハンス細胞
◆ 樹状細胞が CD4 ＋ナイーブ T 細胞に抗原提示→エフェクター T 細胞へ分化

Chapter 4 補体と免疫細胞

Stage 35 NK細胞とNKT細胞
自然免疫だが行動の早い殺し屋たち

NK細胞（ナチュラルキラー細胞）

　細胞傷害性T細胞（Tc細胞）と同様に細胞傷害能をもつT細胞の仲間ですが，Tc細胞と異なるのはTCRをもたないところです．そのかわり，おかしくなった自分の細胞を認識して破壊する能力に長けており，**ウイルス感染細胞やがん細胞に対して非特異的な細胞傷害**を行います．そのためには正常な細胞と異常な細胞とを区別する機能が必要ですが，それは**細胞傷害「抑制受容体」と「活性化受容体」**という2つ1組の受容体で行われます．==抑制受容体はMHCクラスIを認識し，それがあると細胞傷害をしないようにします==．逆にいえば，自分の名札すらつけていないようなやつは殺してしまうということです．実際，**ウイルス感染細胞やがん細胞はMHCクラスIの発現が低下**しています．活性化受容体のほうは，損傷した細胞やウイルス感染細胞が表面に出す種々の分子を認識して積極的に細胞傷害します．

NKT細胞（ナチュラルキラーT細胞）

　NK細胞と同様，感染細胞やがん細胞に細胞傷害性をもつT細胞の一種です．この細胞のすごいところは，TCRをもち，MHCクラスIからの抗原提示を受けると，**自分でIFN-γとIL-4を大量に産生**するところです．IFN-γとIL-4といえばTh1系サイトカインとTh2系サイトカインの代表ですから最強の組み合わせですよね．またNKT細胞はTLRでは感知できない，たとえば**LPSをもたない細菌も認識**できます．

POINT 35
- ◆ NK細胞はMHCクラスI分子がない（低下した）細胞を傷害
- ◆ NKT細胞はNKの機能のほかにTLRでは感知できない細菌も傷害

問1 C3b，C5a，C5b6789 の主な働きをいえ．

問2 補体が活性化する経路を3つ挙げ，それぞれ何をきっかけに活性化するかをいえ．

問3 CH50とは補体の何を表しているか？ また，CH50が低いのにC3，C4がともに基準値内であった場合，何が考えられるか？

問4 顆粒球とよばれる白血球を3つ挙げよ．

問5 リゾチームはどこにあるか？ またその働きをいえ．

問6 好中球がもつ強力な細胞傷害を行うためには活性酸素が必要だが，その産生に必要な酵素の名は？

問7 抗原にIgGやC3bが結合すると，なぜ好中球が貪食しやすくなるのか？

問8 マクロファージがIFN-γによって活性化して融合すると，何という細胞とよばれるか．

問9 マクロファージの役割を6ついえ．

問10 樹状細胞の働き4つと，皮膚にいる未熟樹状細胞の別名をいえ．

問11 感染下で活性化した樹状細胞ではどんな共刺激分子の発現量が増加しているか？

問12 NK細胞はどんな細胞を選んで傷害するか．

問13 NKT細胞がもつNK細胞にはない機能は何か？

Chapter 4 | 補体と免疫細胞

解　答

問 1： C3b：オプソニン化，C5a：好中球の遊走
　　　 C5b6789：免疫溶菌
問 2： ①古典的経路：抗原と抗体の結合．その免疫複合体が C1 を活性化
　　　 ②第 2 経路（副経路）：細菌の一部が直接 C3 を活性化
　　　 ③レクチン経路：MBL が細菌と結合して C4 を活性化
問 3： CH50 は血中補体活性の総和を示す．採血後の低温による補体の活性化（cold activation）
問 4： 好中球，好塩基球（マスト細胞），好酸球
問 5： 好中球顆粒や自然免疫として涙や鼻汁，母乳などに含まれる．細菌の細胞壁を分解する
問 6： NADPH オキシダーゼ
問 7： 好中球が IgG の Fc 部分に対する受容体，C3b の受容体をもっているから
問 8： ラングハンス（Langhans）型巨細胞
問 9： ①外敵のおおまかな認識と非特異的な貪食
　　　 ②炎症性サイトカイン，ケモカイン，脂質メディエーターの産生
　　　 ③ウイルス感染でⅠ型 IFN（IFN-α，β）を産生
　　　 ④抗原提示
　　　 ⑤細胞性免疫で活躍
　　　 ⑥炎症部位での最後の掃除屋
問 10： マクロファージの働き①〜④と同じ．ランゲルハンス細胞
問 11： CD80，CD86
問 12： MHC クラスⅠ分子がない（低下した）細胞
問 13： TLR では感知できない細菌も傷害できる

□ 抗体の構造と働き
□ IgM から IgG へ
□ IgA と局所免疫
□ 抗原
□ Chapter 5　練習問題・解答

Chapter 5
適応免疫に関わる物質 ～抗体・抗原

　この章では適応免疫（獲得免疫）におけるメインの物質である「抗体」や，「抗原」について解説します．適応免疫に関わる細胞，すなわちリンパ球（T 細胞，B 細胞）については次の章で詳しく説明します．

Chapter 5　適応免疫に関わる物質〜抗体・抗原

Stage 36　抗体の構造と働き

得意分野でクラス分け！

　いよいよ，免疫において最も重要な物質である「抗体」を解説していきましょう．ここは試験に最も出やすいところです．
　抗体とは「決められた抗原に特異的に結合する蛋白」で，イムノグロブリン（免疫グロブリン Immunoglobulin：Ig）と表現され，IgG, IgM, IgA, IgE, IgD の5種類のクラスが存在します．それぞれのクラスで構造がやや異なるのですが（図36-2），基本構造は同じです．

抗体の基本構造

　抗体の基本構造は図36-1に示したように，4本の鎖が結合したY字型の構造になっています．**内側にある長い2本の鎖（黒いY字の棒）はH鎖（Heavy chain）で，外側の短い鎖（灰色）2本はL鎖（Light chain）**といいます．そして，H鎖とL鎖が平行に腕を広げている部分がFab部分で，H鎖だけで平行な下の部分をFc部分といいます．**Fab部分の先端は抗原と結合する部分で「可変部ドメイン」**とよばれ，**それより下はL鎖も含め「定**

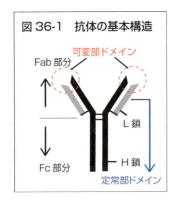

図36-1　抗体の基本構造

Fab部分
可変部ドメイン
L鎖
H鎖
Fc部分
定常部ドメイン

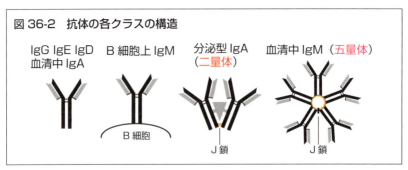

図36-2　抗体の各クラスの構造

IgG IgE IgD
血清中 IgA

B細胞上 IgM

分泌型 IgA
（二量体）

血清中 IgM（五量体）

B細胞

J鎖

J鎖

関連項目▶　オプソニン化→Stage 32，中和抗体→Stage 27，補体→Stage 29

常部ドメイン」とよばれます．これまで Y 字の両腕が開いた部分の間に 1 つの抗原が結合するようなイラストでしたが，実は Y 字の両腕それぞれに抗原と結合する部位（可変部ドメイン）があり，本当は 1 つの Y 字に 2 つの抗原結合部位が存在します．

また，**IgA** は基本構造の Y 字が 2 個くっついた**二量体**として存在し，**IgM** は**血清中では五量体**として存在します（**図 36-2**）．二量体や五量体の場合，各々の Y（単量体）が **J 鎖**でつながっています．

抗体の働き

まず，抗原に結合して好中球の貪食能を上げる**オプソニン化**がありましたね（→ S06，S32）．また，ウイルスに結合することでその感染力を失わせる**中和抗体**の作用がありました（→ S27）．さらに補体のところで勉強したように，抗原に結合して**補体（古典的経路）の活性化**を開始します．

クラスによって得意な働きが異なる

上記に挙げた抗体の働きをすべて兼ね備えているのは IgG だけで，そのほかのクラスの抗体は下の表に示したように得意・不得意があります．IgE は I 型アレルギーで登場する抗体（→ S62）ですが，あまりいいことはしてくれません．また IgD はその働きがほとんどわかっていません．

〈抗体のクラスによる働きの違い〉

	IgG	IgM	IgA	IgE	IgD
①オプソニン化	◎	△	△	×	×
②中和抗体	○	△	◎	×	×
③補体の活性化	◎	◎	△	×	×

参考：笹月健彦監訳「Janeway's 免疫生物学　原書第 7 版」南江堂

POINT 36

◆ 抗体の働き
　①オプソニン化：好中球の貪食能アップ
　②中和抗体　　：ウイルスの不活化，毒素の中和
　③補体の古典的経路の活性化
◆ IgG はすべてに重要
　IgM は③補体の活性化が得意．IgA は②中和が得意
　IgE，IgD は全部 ×

Chapter 5　適応免疫に関わる物質〜抗体・抗原

Stage 37　IgM から IgG へ

IgM は期間限定品！

　IgM といえば，B 細胞の表面上に存在し，その **IgM が抗原と特異的に結合することで B 細胞が刺激・増殖**されるのでしたね（→ S10）．そのような B 細胞表面に存在する IgM は単体（Y 字 1 個）の形で存在しています（→図 36-2）．一方，B 細胞（形質細胞）から離れて血清中に遊離してくる IgM は，基本構造（Y 字）が 5 つ結合した五量体の形で存在します（→図 36-2）．

　ここでは，血清中 IgM の意義について解説しましょう．

　あなたが「抗原 a をもつ微生物に 10 日前に感染した」と仮定します．さて，ちゃんと抗原 a に対する抗体ができているか自分の血を採って調べてもらいました．すると，

　「抗 aIgG は上昇していましたが，抗 aIgM は陰性（基準値以内）」

という採血結果でした．さて，この結果をどう理解すればよいのでしょうか？

IgM から IgG へクラス変え

　ここで「抗体産生のストーリー」を思い出してください．IgM は B 細胞表面に存在していました．そして B 細胞は Th2 系サイトカインを浴びることで増殖し，さらに**形質細胞に分化して IgG を産生**するのでした．その途中で，IgM から IgG（IgA や IgE のこともあります）へと**抗体のクラスが変化すること**を**「クラススイッチ」**というのでしたね．

　ところで，血清中に五量体として存在する **IgM は，B 細胞がほかのクラスにクラススイッチするまでの短い期間だけ B 細胞から産生**されたものです．B 細胞表面の IgM は形質細胞になるまでの間に，多くの場合 IgG にクラススイッチされてしまうのですから，IgM は期間限定品です．しかも IgM が血中で存在できる期限（半減期）は 5 日間と短いのです．すなわち，**IgM は「感染初期」の短い間だけ血中濃度が上がります．**このこ

関連項目▶ クラススイッチ→Stage 41

とからIgMの上昇を認めたら，それが**つい最近（現在）の感染である**ということがわかります．

　上の例ではもうIgMのつくられる時期は過ぎてしまっていて，IgGが産生されているところだったのです．IgGは半減期が3週間と長く，また感染がくり返されるたびに産生・増加していくので，かなり長期間上昇しています．もし上記の例が「2, 3日前に感染したばかりで，いまも具合が悪い！」という設定であったら採血結果はどうなるでしょう？

　「抗aIgMの上昇が見られるが，抗aIgGはまだ多くない（これから上がる）」

という結果が予想できますね．感染後のIgMとIgGの抗体量の変化を**図37**に示しますので参考にしてください．

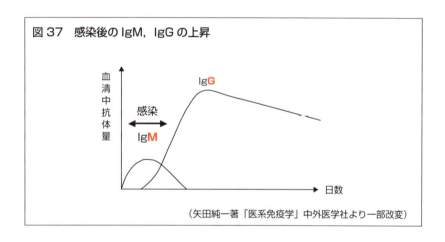

図37　感染後のIgM，IgGの上昇

（矢田純一著「医系免疫学」中外医学社より一部改変）

POINT 37

- ◆ IgMは感染の初期だけ上昇し，以後は長期間IgGが検出される
- ◆ IgMの半減期は5日間，IgGは3週間
- ◆ IgMの上昇はその感染がつい最近（現在）のものであることを示す

91

Chapter 5 | 適応免疫に関わる物質～抗体・抗原

Stage 38 IgA と局所免疫

母乳は粉ミルクに勝る

　私たちの体からはいろいろな分泌液が出ています．涙，鼻汁，唾液，気道分泌物，腸管粘液，母乳，性器分泌物などがそうですが，どちらかというと粘液性のものが多いですね．なぜこのような分泌物が出るのかというと，多くは外からの異物を（粘液でくるんで）洗い流すために分泌していると考えられます．これも自然免疫の1つです．また，これらの分泌物には**細菌を溶かすリゾチーム**も含まれています．しかし自然免疫には，やはり限界がありますし，気道や腸管のようにさまざまな抗原が常に侵入してくるような場所ではいち早く抗体が結合して毒性を中和してほしいものです．そこで登場するのが **IgAによる「局所免疫」**です．

IgA は「局所免疫」の主役！

　この分泌物を調べると，二量体の IgA が多く存在していることがわかります（**図38**）．そのため，**分泌物に含まれるこの二量体構造の IgA は「分泌型 IgA」**とよばれています．IgA のうち20％は2つの Y 字構造が結合した二量体を形成しています（→図36-2）．そして，IgA は抗原に結合することで**細菌毒素やウイルス感染能力を中和する能力が高い**ので（→ S36の表），**粘膜からの異物の侵入に対する重要な抗体**となっています．この「**粘膜における異物の侵入に対する防御反応**」のことを**「局所免疫」**といいます．すなわち，**局所免疫の主役は分泌型 IgA** ということができます．IgA はいうまでもなく「抗体」ですので，**IgA による局所免疫は「体液性免疫」**に含まれます．

分泌型 IgA は粘液と母乳に多い

　分泌型 IgA は体中の粘膜部分に存在する B 細胞（形質細胞）から産生されるのですが，とくに**腸管粘膜に存在する「パイエル板（Peyer板）」というリンパ組織で多くつくられています**．このパイエル板に存在する未

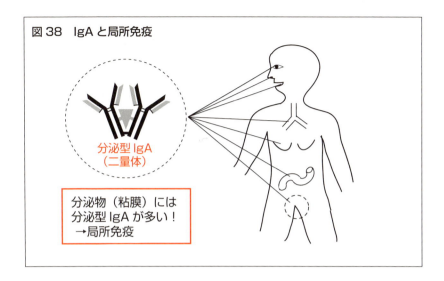

図38 IgAと局所免疫

分泌型IgA（二量体）

分泌物（粘膜）には分泌型IgAが多い！
→局所免疫

熟なB細胞はIgAを産生する成熟B細胞に分化しやすいのです（→S40, Level Up 13）．また分泌型IgAは，気道や消化管の粘液と赤ちゃんが飲む母乳（とくに初乳）に多く含まれています．生まれたばかりの赤ちゃんはまだIgAをもっていないので，その母乳は赤ちゃんの抵抗力を助ける非常に大切な物質といえます．

memo 母乳中のIgA

せっかく赤ちゃんが母乳からIgAを飲んでも，そのIgAが気道や消化管から侵入しやすい病原体に対する抗体でなければあまり意味がありませんね．しかしお母さんの体では，気道や腸管で抗原と反応したB細胞が乳腺に移動し，気道や腸管から侵入しやすい抗原に対するIgAをおっぱいの中に産生しているのです．母は偉大ですね．

POINT 38

- 粘膜からの異物侵入に対する防御反応：局所免疫
- 局所免疫の主役は「分泌型IgA」
- 分泌型IgAは腸管粘膜にある「パイエル板」で多くつくられる
- 分泌型IgAが多く含まれるのは，気道粘膜，腸管粘膜，母乳

Chapter 5 | 適応免疫に関わる物質〜抗体・抗原

Stage 39 抗原
名は「抗原」でも悪さするとは限らない！

　これまで抗体の話ばかりしてきましたが，今度はその目的となる「抗原」について理解しましょう．

抗原はいつも外からとは限らない！

　「**抗原（antigen）**」とは，それに特異的な「**抗体（antibody）**」と結合できる物質の総称で，**この世のすべての物質が抗原になりえます**．「抗原」というと外部から体内に侵入したものがイメージされますね．しかし，自分の体の一成分も他人にとっては抗原になりえますし，何かの間違いで自分自身の成分（細胞）に対して自分が抗体をつくってしまうこともあります．そういう客観的な目でとらえると，自分自身の成分もすべて「抗原」，すなわち「**自己抗原**」と表現できます．

　それでは自分の体内に腐るほど「（自己）抗原」が存在するのになぜ免疫反応が起きないのかというと，それは==自己抗原に対しては「抗体がつくられない」または「Tc細胞が反応しない」ようなしくみになっている==からです．これを **免疫寛容** といいます（→ S50，S51）．

「完全抗原」と「ハプテン（不完全抗原）」

　「抗原はそれに特異的な抗体と結合できる物質」と定義しました．しかし==「抗体と結合できること」==と==「抗体の産生を引き起こすこと」==はまったく別問題で，すべての抗原が体内で「抗体の産生を引き起こす」わけではありません．この==「体内で抗体の産生を引き起こす性質」==のことを **免疫原性** といいます．たとえば細菌やウイルスがもつ抗原は，体内でそれに対する抗体産生を引き起こすので「免疫原性をもった抗原」といえます．このような **免疫原性** を兼ね備えた抗原物質のことを **完全抗原** といいます．

　要するに，抗原だからといって必ずしも免疫防御反応を引き起こす（＝炎症を引き起こす）とは限らないということです．免疫防御反応を引き起

関連項目▶ 免疫寛容→Stage 50，51

こすには「免疫原性をもった完全抗原」である必要があるのです.

一方,**単独では抗体産生を引き起こさず（免疫原性をもたず）,体内に存在する**なんらかの蛋白に結合することで**「免疫原性」をもつ**（完全抗原となる）ことができる抗原物質が存在します．そのような抗原物質はハプテン（不完全抗原）とよばれます．また，ハプテンが「ある蛋白」に結合して完全抗原になるとき，その蛋白をキャリア*（担体）といいます（図39）．

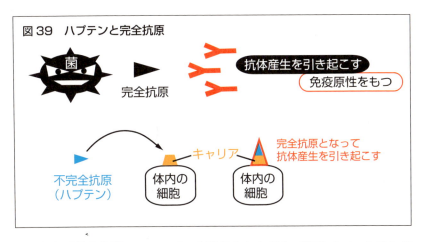

図39　ハプテンと完全抗原

たとえば抗生物質のペニシリンが投与された場合（単独でペニシリンが抗体を誘発することはないのですが），運悪くその薬剤が赤血球表面の蛋白と結合して免疫原性物質（完全抗原）となってしまうことがあります（→S71）．この場合，ペニシリンがハプテン，赤血球表面蛋白がキャリアとなっています．

POINT 39

- ◆ 自分自身の成分も抗原になりえる：自己抗原
- ◆ 体内で抗体産生を導く＝免疫原性
- ◆ 免疫原性をもつ抗原：完全抗原
- ◆ ハプテン（不完全抗原）＋キャリア＝完全抗原

＊キャリア──「保菌者」という意味で使われる「キャリア」とはまったく関係ありません．

Chapter 5 適応免疫に関わる物質〜抗体・抗原

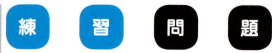

問 1 抗体にはどのようなクラスがあるか？

問 2 抗体が抗原と結合する部分，またその反対の部分を何とよぶか？

問 3 二量体，五量体を形成し得る抗体のクラスをいえ．また複量体は何という鎖で単量体が結合しているか．

問 4 IgG の働きを 3 ついえ．

問 5 IgM, IgA が得意とする抗体の働きはそれぞれ何か？

問 6 IgM が血液中で上昇しているのはどのようなときか？

問 7 局所免疫とはどんな防御反応か？　その主役は？

問 8 分泌型 IgA が多く含まれているものは？

問 9 ハプテン（不完全抗原）とは何か？

解　答
問 1：IgG, M, A, E, D
問 2：Fab 部分，Fc 部分
問 3：二量体…IgA，五量体…IgM．J 鎖
問 4：①オプソニン化　②中和抗体　③補体の古典的経路の活性化
問 5：IgM…補体の活性化，IgA…中和抗体
問 6：感染の初期
問 7：粘膜からの異物侵入に対する防御反応，主役は分泌型 IgA
問 8：気道粘膜，腸管粘膜，母乳
問 9：単独では免疫原性をもたず，体内に存在するなんらかの蛋白（キャリア）に結合することで免疫原性をもつ完全抗原となる物質

- ☐ B細胞の分化とメモリーB細胞
- ☐ B細胞とクラススイッチ
- ☐ T細胞の発生と分化
- ☐ ヘルパーT細胞と細胞傷害性T細胞
- ☐ Th1とTh2の関係
- ☐ Th17とTregの関係
- ☐ 細胞傷害性T細胞による細胞破壊
- ☐ 適応免疫反応の終わらせ方
- ☐ B細胞・T細胞の多様性①
- ☐ B細胞・T細胞の多様性②
- ☐ 胸腺によるT細胞の選択①
- ☐ 胸腺によるT細胞の選択②
- ☐ 自然リンパ球
- ☐ Chapter 6　練習問題・解答

Chapter 6
適応免疫に関わる細胞 〜リンパ球の世界

　ここからは「適応免疫（獲得免疫）」の中心的な細胞であるリンパ球について詳しく勉強していきます．だんだん内容が高度になってきますが，この章の内容がしっかり理解できれば，あなたは「免疫学が得意」といってもいいと思います．がんばってついてきてください．

Chapter 6 適応免疫に関わる細胞〜リンパ球の世界

Stage 40 B細胞の分化とメモリーB細胞
記憶するから対応が早くなる

　リンパ球にB細胞とT細胞があることは，もうみなさん常識ですね．ところでなぜBとTなのかというと，B細胞のBは鳥類の免疫器官である **B**ursa of Fabricius（ファブリキウス嚢）からきていますが，ヒトでは **B**one marrow（骨髄）でつくられています．一方，T細胞は主に **T**hymus（胸腺）で成長することからその名がついています．骨髄と胸腺はBリンパ球，Tリンパ球の発生源となる組織で，一次リンパ組織とよばれています．

　しかし細かいことをいえば，血液中の細胞は各白血球も赤血球も血小板も，もともとは**すべて骨髄の多能性幹細胞というおおもとの細胞から分化したものなのです**（図40）．多能性幹細胞はリンパ系幹細胞と骨髄系幹細胞に分化し，その中のリンパ系幹細胞がさらに未熟B細胞，preT細胞へと分化していきます．

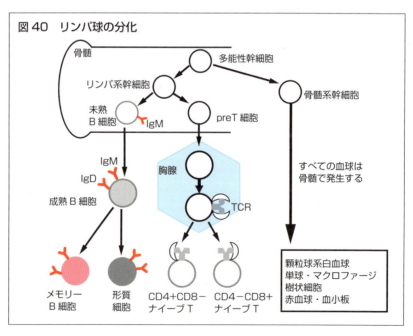

図40　リンパ球の分化

関連項目▶ 感染による免疫反応の増強→ Stage 08，Stage 10

メモリーB細胞として侵入抗原の記録が残る

　B細胞は抗原と結合し，さらにTh2系サイトカインを浴びると抗体を産生する形質細胞に分化するのでしたね（→ S16）．しかしすべてのB細胞が形質細胞に分化するわけではなく，一部「メモリーB細胞」になります．メモリーB細胞とは，抗原と結合して刺激された成熟B細胞のくせに形質細胞まで分化せず，抗体をつくらないで体内に残るB細胞です（図40）．いい換えると，あと一歩で抗体産生細胞（形質細胞）になるところで働くのを止めてしまったB細胞なのです．といってもそのまま一生遊んでいるわけではありません．このB細胞は一度途中まである抗原に対して抗体をつくろうとした細胞なので，次に同じ抗原が侵入してきたときにはすばやく対応し，いち早くその抗体を産生する形質細胞になれるのです．すなわち，一度侵入した抗原を記憶しておくために存在するB細胞なのです．同じ抗原にくり返し感染すると，どんどん反応が速く・強くなるのが免疫の特徴です．しかしこれは，過去に一度感染したときにつくられたIgGが永遠に体内に残っているからではありません．感染のたびにその抗原に対するメモリーB細胞が温存され，次回の感染の際にはすばやく大量のIgGがつくられやすい状態になっているからなのです．

---

memo　二次リンパ組織（器官）
　一次リンパ組織がリンパ球が分化・成熟する骨髄，胸腺であるのに対し，二次リンパ組織はリンパ球が抗原とともにやって来て実際に仕事をする組織を指します．具体的には，リンパ節，扁桃，脾臓，腸管にあるパイエル板などがあります．

POINT 40
- ◆ すべての血球は骨髄から生まれる
- ◆ 一部のB細胞は形質細胞に分化せず，メモリーB細胞として残る
- ◆ メモリーB細胞によって侵入抗原が記憶される

Chapter 6 | 適応免疫に関わる細胞〜リンパ球の世界

Stage 41 B細胞とクラススイッチ
B細胞のまとめ

「体液性免疫」のところで解説したとおり，B細胞はTh2系サイトカインを浴びると形質細胞に分化し，抗体を産生します（→S16）．このとき，**Th1系サイトカイン（IFN-γ）**と**Th2系サイトカイン（IL-4）**の両者の作用で「B細胞表面のIgMがIgGへクラススイッチする」と説明しましたが，必ずしも**すべてのB細胞がIgG産生形質細胞に分化するわけではない**のです．形質細胞になる前の成熟B細胞は，表面にIgMとIgDをもっています（**図41**）．（もちろん同一細胞上のIgM，IgDが結合する特異的抗原は同じです）．この成熟B細胞の段階で抗体のクラススイッチが行われるのですが，==必ずしもIgGにクラススイッチするわけでなく，IgAまたはIgEにクラススイッチ==する成熟B細胞や，IgMだけになる成熟B細胞もあるのです（**図41**）．そしてクラススイッチが完了して成熟B細胞の抗体のクラスが決定されると，あとはその抗体をどんどんつくり出す形質細胞に分化します．

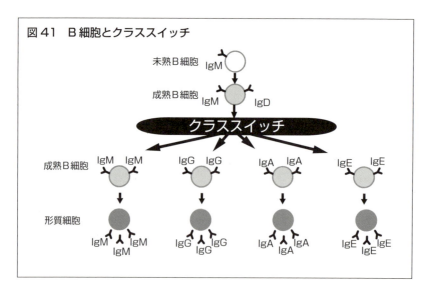

図41 B細胞とクラススイッチ

100　関連項目▶ B細胞→ Stage 10, Stage 11, Stage 16

📝memo　どれにクラススイッチするかの条件

「B細胞がどのクラスのIgにクラススイッチするのか？」このメカニズムは（とくにヒトにおいて）まだ謎の多い部分ですが，そこに存在するサイトカイン（の組み合わせ）によって大きく影響を受けることがわかっています．実はIgGにはさらにIgG1～G4の4つのサブクラスがあり，そのどれにクラススイッチするかも，動物種やサイトカインの状況によって異なるのです．たとえばマウスではIL-4だけでIgG1，IgEへクラススイッチしますが，ヒトではIgE，IgG4にクラススイッチします．IgGで最も重要なIgG1およびIgG3へのクラススイッチに関わる決定的なサイトカイン（あるいはほかの因子）はまだわかっていません．結果としてIFN-γの存在によってTh1細胞がIgG1，3へのスイッチを促していることはわかっています．ヒトの抗体でH鎖の違いによるサブクラスがあるのは，IgG1～4とIgA1～2です．

〈B細胞のまとめ〉

ここで，これまで勉強したB細胞の性質を整理しましょう．

- リンパ管や血管を流れ，体中を循環する（T細胞と共通）（→ S09）．
- **表面のIgM抗体（BCR）で特異的な抗原と結合（特異的な抗原認識）し，それが刺激となって同じB細胞が増殖する**（→ S10）．
- 特異的な抗原と結合するとそれを細胞内に取り込み，さらに抗原提示を行う（→ S11）．
- 表面のIgMは分化の過程でIgG, A, E,（M）のどれかにクラススイッチされる．
- **Th2系サイトカインを受け取り，（形質細胞に分化して）抗体を産生する**（→ S16）．
- 抗原と結合しても必ず形質細胞になるわけではなく，**一部メモリーB細胞として残る**（→ S40）．

なかでもB細胞の役割としてPOINTの3つを覚えておきましょう．

POINT 41

◆B細胞の役割
　①抗原の特異的な認識と抗原提示
　②抗体産生
　③メモリーB細胞が次回の抗体産生に備える（免疫の記憶）

Chapter 6 適応免疫に関わる細胞〜リンパ球の世界

Stage 42 T細胞の発生と分化
T細胞は「胸腺」で選ばれて一人前

　血球はすべて骨髄の多能性幹細胞から分化したものです．骨髄から出てきたばかりのT細胞は，preT細胞という未熟な状態で（図42），まだヘルパーT細胞（Th細胞）とも細胞傷害性T細胞（Tc細胞）とも決まっていませんし，肝心の抗原認識受容体（TCR → S12）すらちゃんと決定していない，使えない若手の連中です．

　骨髄から出たほとんどの若手T細胞たちは血流に乗り，「胸腺」という臓器に入ります．そんな未熟なpreT細胞たちは胸腺で厳しいオーディションを受けることによって選ばれ（→ S50，S51），その後にナイーブT細胞へ分化することができます（図42）．すなわち胸腺は「正しい仕事ができるT細胞を選んで一人前に育てる」臓器といえます．また胸腺は加齢に伴い自然に機能が低下し，60歳ごろには事実上新しいT細胞の産生は起こらなくなります．以後はそれまで蓄えた無数の種類のメモリーT細胞をクローン化することで対応します．

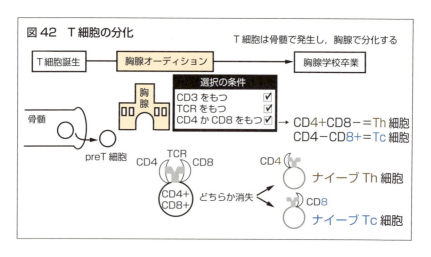

図42　T細胞の分化

胸腺でCD4陽性（Th系）かCD8陽性（Tc系）かが決まる

ところでT細胞は最終的に「表面にCD4という蛋白をもつナイーブT細胞」と、「CD8をもつナイーブT細胞」に分化します。CD4陽性T細胞はヘルパーT細胞（一部，制御性T細胞），CD8陽性T細胞は細胞傷害性T細胞へ分化していきます。しかし，preT細胞の段階ではCD4もCD8ももっていません。ところがpreT細胞は胸腺に入ると，CD4もCD8も陽性のT細胞に分化します。そして今度はCD4，CD8のどちらか一方が消失し，「CD4＋CD8－のナイーブT細胞」か「CD4－CD8＋のナイーブT細胞」へと分化していきます（**図42**）。

表面蛋白のCD分類

CD4やCD8といった表面蛋白が出てきましたが，T細胞に限らず，すべての細胞は，表面にさまざまな蛋白をもっています。数あるその表面蛋白はCD分類（Cluster of Differentiation）という国際的な分類法によって整理されています。

たとえばT細胞はTh，Tcにかかわらず抗原認識受容体（TCR）をもっていますが，そのTCRには必ずCD3が結合しています。よって血球細胞のうち，CD3陽性細胞であればほぼT細胞に間違いないといえます。さらにCD4＋CD8－ならヘルパーT細胞であると区別することができます。

> **memo　CD分類**
> 現在，CD分類はCD1〜CD350以上の表面蛋白が認識されており，それぞれの蛋白の機能やどんな細胞のどんなときに陽性化（表面発現）するのかといったところが世界中で研究されています。これからもどんどん新しい蛋白が発見され，そのたびにCDナンバーも増え続けていくことでしょう。

POINT 42

- ◆ preT細胞は胸腺で選択を受け，（ナイーブ）Th/Tc細胞へ分化する
- ◆ CD4＋CD8－T細胞 → Th細胞（制御性T細胞：Treg）へ
  CD4－CD8＋T細胞 → Tc細胞へ

Chapter 6 適応免疫に関わる細胞～リンパ球の世界

Stage 43 ヘルパーT細胞と細胞傷害性T細胞
なぜCD4/CD8にこだわるのか？

　T細胞に関してこれまで学んだことを整理しましょう．POINT 43の表を見てください．

　まず，胸腺で厳しく選抜された**T細胞は必ずCD3蛋白を表面にもっています**．CD3は抗原認識するTCRの土台となる蛋白なので，T細胞に必須なのです．そして**CD4＋CD8－T細胞はTh細胞またはTreg細胞に**（→S14），**CD4－CD8＋T細胞はTc細胞に**分化するのでした．

　またT細胞が抗原提示を受ける際，**CD4＋T細胞はMHCクラスⅡ分子，CD8＋T細胞はMHCクラスⅠ分子によって抗原提示される**ことを覚えているでしょうか（→Level Up 2）．

　これまでT細胞上のCD4, CD8という分子が何度も登場していましたが，これらは何かというと，それぞれ**MHCクラスⅡ分子，MHCクラスⅠ分子と結合する共受容体（coreceptor）**とよばれる分子なのです（**図43**）．ちなみに共刺激分子（→S13）とは別ものです．**共受容体はMHCからの抗原提示を受ける際に必須の受容体**で，単なる結合役ではなく，互いの細

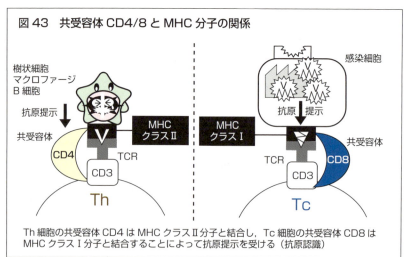

図43　共受容体CD4/8とMHC分子の関係

Th細胞の共受容体CD4はMHCクラスⅡ分子と結合し，Tc細胞の共受容体CD8はMHCクラスⅠ分子と結合することによって抗原提示を受ける（抗原認識）

関連項目▶抗原提示→Stage 13

胞内への情報シグナル伝達にも深く関わっています．共刺激分子も同様に抗原提示の際に必須となる分子でしたね．

〈T 細胞のまとめ〉

- リンパ管や血管を流れ，体中を循環する（B 細胞と共通）（→ S09）．
- 特異的な抗原の提示を TCR が受けると，刺激されて同じ T 細胞が増殖する（→ S12）．
- CD4 ＋ナイーブ T 細胞，あるいは分化した Th 細胞は抗原提示細胞の MHC クラス II 分子から抗原提示を受ける．
- CD8 ＋ナイーブ T 細胞，あるいは分化した Tc 細胞はウイルス感染細胞などの MHC クラス I 分子から抗原提示を受ける．
- 抗原提示の際は，CD4 または CD8 の **共受容体**，および CD28 や CD40L などの**共刺激分子**の結合が必須となる（→ S13）．
- Th1，Th2，Th17 細胞はそれぞれサイトカインを産生する（→ S15）．
- 細胞傷害性 T 細胞（Tc）は抗原提示を受けるとその感染細胞を破壊する（→ S22）．
- CD8 ＋ナイーブ T 細胞は Th1 系サイトカインによって Tc に分化・増殖し活性化（→ S23）．

POINT 43

◆ T 細胞の特徴

	Th1	Th2	Th17	Tc
共通マーカー	\multicolumn{3}{c|}{CD3 ＋（TCR）}	
CD4/CD8	\multicolumn{3}{c|}{CD4 ＋ CD8 －}	CD4 － CD8 ＋
認識する MHC	\multicolumn{3}{c|}{クラス II}	クラス I
分化に必要なサイトカイン	IL-12 IFN-γ	IL-4	TGF-β IL-6, 23	IFN-γ IL-2
産生するサイトカイン	IFN-γ IL-2	IL-4, 5, 9, 13	IL-17	TNF-β IFN-γ
その主な働き	Tc, Mφを活性化	B 細胞を抗体産生へ	好中球性炎症促進	感染細胞／腫瘍細胞の破壊

Mφ：マクロファージ，TNF-β（→ S46）

Chapter 6 | 適応免疫に関わる細胞〜リンパ球の世界

Stage 44 | Th1 と Th2 の関係
兄弟なのに仲わるし！

　さて，Th1 細胞は IFN-γ を産生して Tc 細胞やマクロファージを活性化する方向，すなわち「細胞性免疫」を押し進めるのでしたね．一方，Th2 細胞は IL-4, 5, 9, 13 を産生し，B 細胞の抗体産生への方向，すなわち「体液性免疫」を押し進めるのでした（Stage 28 **図 28**）．

Th1 と Th2 は互いに抑制し合う

　ここで大事なことは，「Th1 → 細胞性免疫」の流れと「Th2 → 体液性免疫」の流れはどちらか一方に傾きやすいということです．

　たとえばいま，ウイルスの侵入に対して NK 細胞が IFN-γ を出したり，抗原提示細胞が IL-12 などを産生しながらナイーブ T に抗原提示をしたら，ナイーブ T は Th1 に分化が偏りますね（**図 28**）．すると Th1 は自ら産生した IFN-γ によってさらにナイーブ T から Th1 への分化を促進させます．それだけではありません．IFN-γ はナイーブ T → Th2 への分化を抑制したり，Th2 が Th2 系サイトカインを産生するのを抑制します（**図 44 左上**）．すなわち，Th1 系サイトカイン（IFN-γ）は細胞性免疫（Th1 の流れ）を増幅するだけでなく，体液性免疫（Th2 の流れ）を抑制するように働いているのです．

　これとまったく逆のこともいえます（**図 44 右上**）．たとえばダニの侵入に対して，マクロファージやマスト細胞が PGE2 などの脂質メディエーターを産生しながら抗原提示した場合はナイーブ T は Th2 への分化に偏ります．Th2 が増殖し始めると，Th2 が出す IL-4 の作用でナイーブ T → Th2 への分化に偏ります．さらに，Th2 系サイトカインである IL-4 は，ナイーブ T → Th1 への分化を抑制したり，Th1 系サイトカインの産生を抑制します．

　このように Th1 と Th2 は拮抗し合い，正常な反応でもある程度偏った免疫反応が生じています．ただ，その偏りが極端だと病的な炎症が生じ

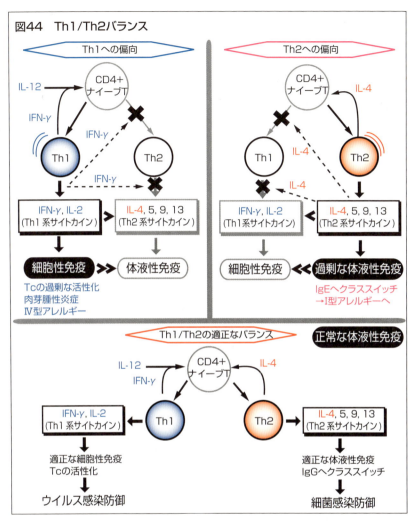

図44 Th1/Th2バランス

ます．Th1系の偏りが強すぎて**Tc細胞の過剰な活性化が生じると肉芽腫性炎症**（→ S24），**あるいはⅣ型アレルギー**（→ S75）といった炎症反応が生じ，一方，**Th2系に偏りすぎるとIgEへのクラススイッチが生じてⅠ型アレルギー**の原因となります（→ S62）．

POINT 44

◆ Th1系サイトカインは「Th2→体液性免疫」の流れを抑制
◆ Th2系サイトカインは「Th1→細胞性免疫」の流れを抑制
◆ 2つの流れはどちらかに傾いているが極端だと病的な炎症へ

Chapter 6 | 適応免疫に関わる細胞〜リンパ球の世界

Stage 45 Th17とTregの関係

炎症反応を"進める"か"終わらせる"か？

　前のStageで説明した事実を考えると，「Th1→細胞性免疫」または「Th2→体液性免疫」の流れはどちらか一方に傾き始めると，どんどんその方向へ突き進んでいくことになります．しかし，ウイルスや細菌をもう十分やっつけたならば，その**免疫反応の流れをいつかは終了させなければなりません**ね．もちろん，抗原をどんどん退治すればそのうち抗原がなくなって，抗原が提示されなくなるので免疫反応が弱まるということもあるでしょう．しかし皮肉なことに，細胞性免疫にしろ体液性免疫にしろ，**過剰な免疫反応は原因となった抗原以上に私たちの体に傷害を与えることが多い**のです．アレルギー疾患や自己免疫疾患は，「Th1またはTh2による過剰な免疫反応」すなわち「Th1/Th2バランスの崩壊」が原因となって生じています．ですから生体にとって，**抗原をある程度やっつけた後は速やかに免疫反応を終了させることが大事**なのです．

Treg細胞

　そこで重要な働きをするのが**制御性T細胞（regulatory T cell：Treg細胞）**です．Treg細胞もCD4＋ナイーブTから分化する細胞ですが，ほかのCD4＋エフェクターT細胞，すなわち**Th1，Th2，Th17の働きを抑制する方向に働きます**．Treg細胞は，**TGF-βやIL-10を産生**し，Th1または直接Tcの活性化を**抑制**して「細胞性免疫」を終了させたり，Th2または直接B細胞の活性化を**抑制**して「体液性免疫」を終了させます．

Th17細胞

　一方，Th17はIL-17を産生する細胞ですが，IL-17の作用を覚えていますか？　**IL-17は局所の上皮細胞，線維芽細胞，血管内皮細胞に作用して，IL-8，IL-6，GM-CSFを産生させ，貪食細胞の遊走，活性化・増殖を促し，好中球性の炎症を推し進める**のでした（→S15）．

関連項目 ▶ Th1/Th2バランス→Stage 44

Th17 と Treg のバランス

　ナイーブ T から Th17 または Treg への分化はとても微妙で，TGF-β のみだと Treg へ分化し，TGF-β＋IL-6（＋IL-23）だと Th17 へ分化します（図45）．IL-6 はマクロファージなどの抗原提示細胞が最初に炎症性サイトカインとして産生するもの（→ S04）で，好中球に早く来てもらいたい（炎症を起こしたい）状態では Th17 への分化が誘導され，炎症を抑制する Treg への分化は逆に抑え込まれています．

　Th1/Th2 バランスが（細胞性免疫か体液性免疫かの）左右を決めるハンドルだとすれば，Th17/Treg バランスは「免疫反応のアクセルとブレーキ」というイメージでよいかもしれません．

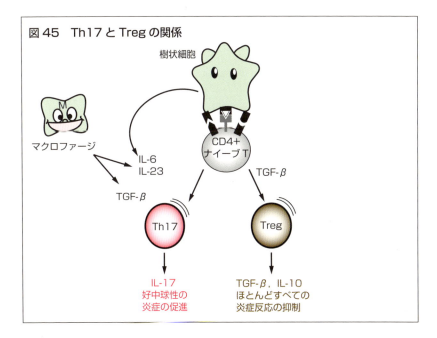

図45　Th17 と Treg の関係

POINT 45

◆ 過剰な免疫反応は原因となった抗原以上に体に傷害を与える
　→アレルギー疾患，自己免疫疾患
◆ Treg 細胞：TGF-β，IL-10 を産生
　「細胞性免疫」「体液性免疫」を積極的に抑制（終了）させる細胞
◆ Th17 と Treg のバランスで，炎症の促進と抑制が調節されている

Chapter 6 適応免疫に関わる細胞〜リンパ球の世界

Stage 46 細胞傷害性T細胞による細胞破壊
細胞の死に方は2つある

　Stage 19の細胞性免疫の説明で,「細胞傷害性T細胞は好中球のように異物を直接貪食はせず,ウイルス感染してしまった細胞をまるごと破壊することによってさらなる感染を防ぐ」と述べましたが,この「まるごと破壊する」とはどういうことなのでしょうか.

ネクローシスとアポトーシス

　感染細胞に限らず,すべての細胞の「死に方」にはおおまかに2つのパターンがあります.1つは細胞膜に穴があけられたり,酸素が止められてしまったりといった受動的な傷害による細胞死で,これを細胞の**壊死(ネクローシス necrosis)** といいます.たとえば,補体(C5b6789)による免疫溶菌もその1つです(→ S29).

　もう1つは,なんらかのきっかけにより細胞が自殺してしまう**アポトーシス(apoptosis)** という細胞死です.もともと細胞はある条件を満たすと自殺するようにプログラムされているのです.ですからアポトーシスは別名**プログラム細胞死**ともよばれています.アポトーシスの場合は,外側の膜が壊されるのではなく,細胞内の核にあるDNAが自然にバラバラになってしまう(DNAの断片化)という,中からの崩壊です.昔のマンガでそんな拳法がありましたね.

Tc細胞は標的細胞を外からも中からも破壊する

　さて,ウイルスに感染してしまった細胞は,「自分は感染してしまったので破壊してください」という情報を伝えようとTc細胞に抗原提示するのでしたね(→ S22).その情報を受け取った(抗原認識した)Tc細胞は,「**パーフォリン**」という細胞膜に穴をあける物質を放出します.これによって感染細胞には穴があけられ,壊死することになります.さらにTc細胞は抗原提示を受けると,**FasL(Fasリガンド)** という分子を表面に出し,

関連項目▶ Tc細胞の活性化→ Stage 23

感染細胞はそれを Fas 受容体で受け止めます（図46）．Fas 受容体はすなわち細胞の自爆ボタンで，そこを FasL でポチッと押されると，もう自爆するしかないのです．それ以外にも Tc 細胞は TNF-β やグランザイムといった「細胞をアポトーシスに導く物質」を放出します．このように Tc 細胞は攻撃すべき細胞（標的細胞）を外側からも内側からも攻めることで，まるごと破壊することができるのです．

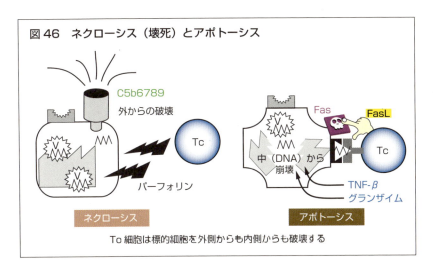

TNF (tumor necrosis factor)

腫瘍細胞に対する細胞傷害・増殖抑制作用をもつことからこの名前がつきました．TNF-α は主にマクロファージが産生し，血管内皮細胞を強力に活性化することで炎症を引き起こします．TNF-β は別名「リンホトキシン」とよばれ，上記のように Tc 細胞が行う細胞傷害（とくにアポトーシス誘導）に重要な役割を演じます．

POINT 46

- ◆ 細胞死には「壊死（ネクローシス necrosis）」と「アポトーシス（apoptosis）」がある
- ◆ 壊死：細胞膜の破壊，酸素欠乏などによる受動的細胞死
  アポトーシス：プログラム細胞死→DNA 断片化による自らの細胞死
- ◆ Fas 受容体：刺激されるとアポトーシスする細胞の自爆ボタン
- ◆ TNF-β：Tc 細胞がもつ細胞をアポトーシスに導くサイトカイン

Chapter 6 　適応免疫に関わる細胞〜リンパ球の世界

Stage 47　適応免疫反応の終わらせ方
T細胞を無気力（アナジー）にするか自殺させる

　病原体が体内に入ってから一定期間は，その病原体に特異的なT細胞（Th1，Th2やTc細胞）が増殖・活性化し，エフェクター細胞としての機能を存分に発揮してもらいたいのですが，炎症をいつまでも継続させておくわけにはいきません．では免疫反応はどのように収束していくのでしょうか．

活性化したT細胞を無反応（アナジー）にさせる

　T細胞は活性化してある程度働くと表面にCTLA4やPD-1といった自分の活動を抑制するための受容体を発現します．「そろそろ活動をやめるか……」という意思表示です．それらの受容体にリガンド（結合する相手）が結合すると，そのT細胞は無反応の状態（アナジー：anergy）になります．CTLA4のリガンドはCD80やCD86分子なのですが，これらは抗原提示細胞（樹状細胞など）がもつ重要な共刺激分子でしたね（→ S13）．CD80/86は，抗原提示の際にはT細胞のCD28と結合して（T細胞活性化のための）重要な共刺激となりましたが，T細胞上にCTLA4が発現

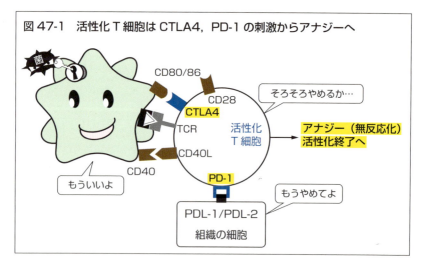

図47-1　活性化T細胞はCTLA4，PD-1の刺激からアナジーへ

112　関連項目▶　アポトーシス→ Stage 46，共刺激分子→ Stage 13，Stage 82

するとそちらのほうに結合しやすくなります（図47-1）．すなわち，活性化（炎症）が進んで CTLA4 を発現した T 細胞が増えてくると，抗原提示細胞（樹状細胞）から「もうやめていいよ」という指示が入り，免疫反応は収束に向かうのです．また，PD-1 のリガンドである PDL-1，PDL-2 は抗原提示細胞だけでなく組織にいる多くの細胞がもっています．免疫細胞ではない普通の細胞たちも「もうやめてよ」と懇願するのです．

活性化した T 細胞たちは互いに殺し合う

T 細胞に限らず多くの免疫細胞は活性化してある程度働いたら死ぬようにできています．炎症を終わらせるためには，炎症を引き起こす細胞が暴走しないように自ら死ぬ「アポトーシス（プログラム細胞死）」が重要となってきます．アポトーシスといえば，自爆ボタンである Fas 受容体に FasL（Fas リガンド）が結合することで生じるのでしたね．たとえば Tc 細胞は活性化すると FasL を発現し，感染してしまった細胞の Fas 受容体に結合して感染細胞をアポトーシスに導くのでした（→ S46）．実は T 細胞も Fas 受容体（Fas）をもっています．そのため T 細胞は活性化により発現した FasL によってほかの T 細胞の Fas 受容体に結合し，互いに殺し合います（図47-2）．

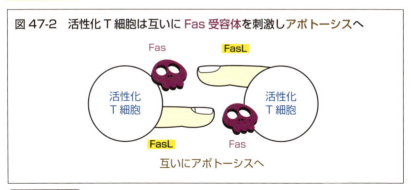

図47-2 活性化 T 細胞は互いに Fas 受容体を刺激しアポトーシスへ

POINT 47

◆ T 細胞は活性化すると，自らを抑制する CTLA4 や PD-1 を発現
　→ 抗原提示細胞や組織の細胞がこれらを刺激し T 細胞をアナジーへ

◆ T 細胞はもとから Fas 受容体（Fas）をもっており，活性化すると FasL を発現して互いにアポトーシスを起こし合う

Chapter 6 適応免疫に関わる細胞〜リンパ球の世界

Stage 48　B細胞・T細胞の多様性①
なぜそんなに多くのパターンがつくれるのか？

　私たちのまわりには細菌，ウイルス，ほこり，花粉，ゴミ……などなど限りない種類の抗原が存在し，私たちはいつもその侵入の危機にさらされています．その無限ともいえる抗原に対応するために，B細胞（抗体）やT細胞（TCR）も無数の種類が用意される必要があります（クローン選択説→図10，図12）．ではその無数の種類ともいえる抗体やTCRは何からつくられるのでしょうか．

すべては遺伝子の情報からつくられる

　私たちの体に存在する物質（蛋白）はすべて，「DNA」という"二重らせん型"のヒモ状の物質に書かれた情報，すなわち「遺伝子」によってつくられています．たとえば細胞がある蛋白AをつくるときはDNA上のA遺伝子がその情報源となります（**図48-1**）．これと同様に，蛋白である抗体は「抗体遺伝子」，TCRは「TCR遺伝子」の情報からつくられています．

　では「抗体（B細胞）やTCR（T細胞）が無数に用意される必要がある」のだとすれば，B細胞・T細胞のもとである「リンパ系幹細胞」（→図40）は抗体遺伝子やTCR遺伝子を無数にもっているのでしょうか？

　答えはNoです．抗体遺伝子にしてもTCR遺伝子にしても，リンパ系幹細胞はその分化の過程のなかで，その遺伝子の部分的な断片を組み換えることによって多様性を生み出しています．このことを「抗体（またはTCR）遺伝子の再編成」といいます（**図48-2**）．

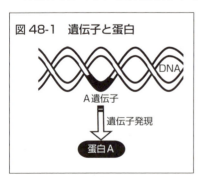

図48-1　遺伝子と蛋白

関連項目▶抗体遺伝子の再編成→Stage 49

抗体／TCR 遺伝子の再編成

ちょっとわかりにくいので，ここでは B 細胞の抗体遺伝子の再編成を例にもう少し詳しく説明しましょう．まずは抗体の構造を思い出してください．抗体は H 鎖と L 鎖が組み合わさってできていましたね（→図 36-1）．それをさらに詳しく見ると，抗原と結合する部位は H 鎖の V_H 領域と L 鎖の V_L 領域の組み合わせで構成されています（図 48-2）．

V_H 領域はさらに V，D，J 部分から，V_L 領域は V，J 部分からできています．この抗原と結合する部位は「可変部ドメイン」とよばれるのですが，一度つくられた（決められた）抗体の結合部位が後から変化するわけではありません．そういう意味では「可変部」というより「幹細胞が B 細胞に分化する過程で無数のパターンが生まれる領域」と理解してください．ちなみに C 領域（定常部ドメイン）はどんな抗原と結合するかには関係なく，抗体のクラス（IgM や G など）を決める領域（ドメイン）です．

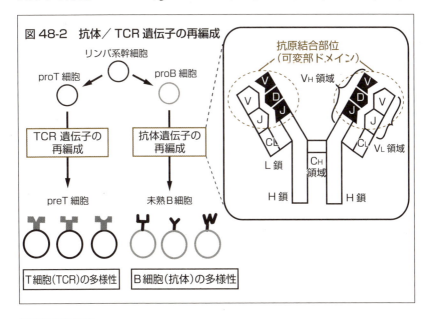

図 48-2 抗体／TCR 遺伝子の再編成

POINT 48

◆ 抗体は H 鎖の V_H 領域（V, D, J 部分）と L 鎖の V_L 領域（V, J 部分）の組み合わせによって抗原結合部位（可変部ドメイン）が決まる

Chapter 6 | 適応免疫に関わる細胞〜リンパ球の世界

Stage 49 B細胞・T細胞の多様性②
部分部分を変えることで個性を出す

　あなたがシャツ10枚，スカートまたはパンツ20枚，靴6足をもっていたとしたら，そのコーディネートは何パターンできるでしょうか？ 10×20×6で1200パターンと意外にたくさんの組み合わせを楽しむことができますね．これと同様に，抗体も抗体遺伝子断片の組み合わせの変化によって無数のパターンがつくられています．

　たとえば抗体のH鎖の可変部ドメインであるV_H領域がどのように決められるのか見てみましょう．

遺伝子の部分部分（断片）の組み合わせ

　リンパ系幹細胞がB細胞へ分化する場合，まずproB細胞という超未熟なB細胞に分化します（→図48-2）．proB細胞の抗体H鎖遺伝子はまだ完成しておらず，**V_H領域の遺伝子としてV部分の遺伝子断片，D部分の遺伝子断片，J部分の遺伝子断片をそれぞれいくつかもっています**（図49）．

　各断片の数ははっきりしていませんが，おおまかに，V部分の遺伝子断片1000種類，D部分の遺伝子断片20種類，J部分の遺伝子断片6種類があると仮定しましょう．そしてこのproB細胞が未熟B細胞に分化する過程で，**Vから1つ，Dから1つ，Jから1つ各遺伝子断片が選択されます（遺伝子の再編成）**．するとこれだけでも1000×20×6＝12万種類のV_H領域パターンをつくることが可能となります．さらにL鎖でも同様にV_L領域に相当のパターンがあるので，その組み合わせも考えるとさらに膨大な可変部ドメインのパターンが考えられます．

関連項目▶ 抗体の可変部ドメイン→Stage 48

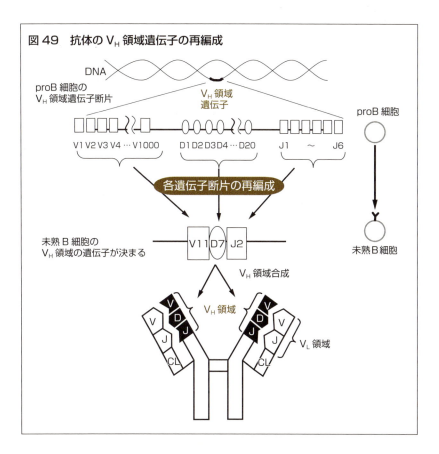

このように「**抗体遺伝子の再編成**」によって，proB 細胞は無数の種類（レパートリー）の抗体をもつ B 細胞へと分化できるのです．ここでは B 細胞（抗体）の多様性のできかたについて説明しましたが，**T 細胞（TCR）の多様性についても同様**で「TCR 遺伝子の再編成」によって無数の T 細胞（TCR）がつくられています．

POINT 49

◆ proB 細胞（proT 細胞）は，遺伝子の部分的な断片を組み換えることによって抗体（または TCR）の多様性を生み出している
→「抗体（または TCR）遺伝子の再編成」

Chapter 6 適応免疫に関わる細胞～リンパ球の世界

Stage 50 胸腺におけるT細胞の選択①
まずは「自分」による抗原提示を認識するか？

　もし仮に，自分の血液や組織を取り出してからもう一度体に入れても拒絶反応は起こりません．なぜ免疫は自分の細胞や組織は攻撃しないのでしょうか．それは，<mark>「外からの抗原は認識して自分の成分（自己抗原）は認識しないようなT細胞だけが選ばれている」</mark>からです．T細胞は胸腺でその選択を受けるのですが，その選択過程には2つの段階があります．

オーディションの第1段階（胸腺皮質）

　Stage 42でも述べたように，骨髄から出たT細胞の若手，preT細胞は，ThかTcかはおろか，TCR（抗原認識受容体）すら決まっていません（何を認識するかも決まっていないということ）．そのpreT細胞はまず胸腺の皮質というところに入ります．胸腺皮質に入ったpreT細胞は分化・増殖し，ランダムな遺伝子の再編成によって無数の種類のTCRをもつT細胞たちに分化・増殖します（図50）．またその際，CD4 − CD8 − だったpreT細胞はCD4 ＋ CD8 ＋ T細胞に分化します．ここまでは無数にいる若手芸人のように使えない連中がたくさんいます．そこで，胸腺でのオーディションを行う<mark>胸腺皮質上皮細胞</mark>の登場です．胸腺皮質上皮細胞が若手のT細胞たちに求めることは，まず<mark>「自分のMHC分子による抗原提示を認識できるか？」</mark>という課題です．自分のMHCやそれによる抗原提示を認識できないようでは，T細胞として失格です（→ S43）．よってこのオーディションの第1段階では，<mark>ランダムにつくられたTCRをもつT細胞のうち，「自分のMHC＋抗原」を認識・結合できるTCRをもつT細胞だけが生き残る</mark>ことができます．ただし，ここでの抗原は，皮質上皮細胞がサンプル的に提示した「自己抗原」なので，あまり強く認識（結合）するとそれもアウトです．ここではやんわりと「自分のMHC＋自己抗原」を認識できるT細胞のみが生き残れます．これは胸腺による<mark>「正の選択」</mark>とよばれます．ではこの時点で皮質上皮細胞による「MHC＋自己抗原」（す

118　関連項目▶ T細胞の発生と分化→ Stage 42, T細胞のまとめ→ Stage 43

なわち自己）を認識できなかったり，逆に強く認識しすぎた若手T細胞はどうなるのかというと，なんと**死滅（アポトーシス）する運命**にあります．胸腺で行われていることは「選ばれなければ死ぬ」といったシビアなサバイバルの世界なのです．

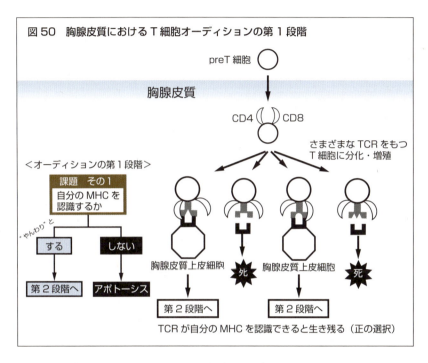

図50　胸腺皮質におけるT細胞オーディションの第1段階

胸腺皮質で生き残ったT細胞は胸腺の髄質へと移動し，さらに分化します．この第1段階において，CD4＋CD8＋T細胞が**皮質上皮細胞のMHCクラスⅡを認識したときはCD4＋CD8－（ThまたはTreg）に分化**し，MHCクラスⅠを認識した場合はCD4－CD8＋（Tc）に分化することになります．そしていよいよオーディション（選択）の第2段階が始まります．

POINT 50

◆T細胞は胸腺皮質で第1段階の選択を受ける（正の選択）
　→自分のMHCによる抗原提示を認識できるT細胞だけが生き残る
　→自分の抗原提示細胞からの提示を受け取れるものが選択される

Chapter 6 適応免疫に関わる細胞〜リンパ球の世界

Stage 51 胸腺におけるT細胞の選択②
なぜ自分を攻撃しないのか？

選択の第2段階（胸腺髄質）

　生き残ったT細胞が胸腺髄質へいくと，さらに厳しい**胸腺髄質上皮細胞**と**胸腺樹状細胞（胸腺DC）**が待ち構えています．彼らが若手のT細胞に求める能力は**「自己抗原に反応しないでいられるか？」**という課題です．彼らはいやらしく，「自己抗原（自分がもとからもっている成分）」をこれ見よがしに抗原提示してくるのです（**図51**）．そして，**その自己抗原の提示を無視できる（認識しない）T細胞だけが生き残る**ことができます．これは**胸腺の「負の選択」**とよばれています．**今度はその自己抗原の提示を認識し，結合してしまったT細胞が死滅（アポトーシス）**することになるのですが，自分がもとからもっている蛋白はかなりの種類があります．ですから，せっかく第1段階で生き残ったT細胞も相当の数がここで死滅することになります．実際，第1段階，第2段階を生き残って世に出るT細胞は，はじめの数の数％以下という厳しい世界なのです．

Tregになれば生き残ることができる

　第1および第2段階で，**自己抗原を（強く）認識してしまったT細胞はアポトーシスを起こす**と述べましたが，それを逃れる方法があります．それは，Th細胞になることはあきらめて，Treg細胞になるという選択肢です．**Treg細胞は抗原提示を受けても反応しない（アナジーである）T細胞**です．それどころかTreg細胞は（外来抗原の場合でも）抗原提示細胞と結合することによってTh細胞やTc細胞が抗原提示を受けるのを邪魔します．結果的に**適応免疫反応を抑制する方向に働く**のです．ThやTcとしては失格でもTregになって生き残るという選択は，自己抗原に対しては免疫反応は起こらないほうがよいので，「生き残ってもよし」ということになるのでしょう．

関連項目▶正の選択→Stage 50

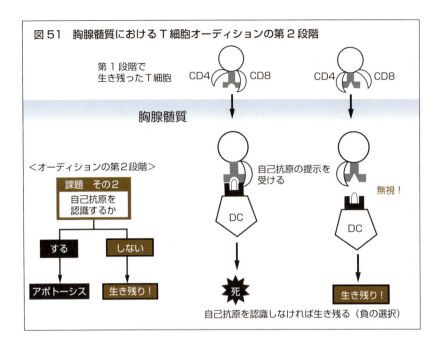

図51 胸腺髄質におけるT細胞オーディションの第2段階

自己に対する「免疫寛容」

こうして胸腺での2段階の選択を受けることによって，「**自分のMHCによる抗原提示は認識できて，かつ，自己抗原の提示には反応しないT細胞だけが生き残ることができる**」という結果となります．このように，**特定の抗原（この場合は自己抗原）に対して認識・攻撃しなくなる（免疫反応がなくなる，弱くなる）ことを「免疫寛容（免疫トレランス）」**といいます．自分の細胞や組織を攻撃しないのは，このようなしくみがあるからです．

POINT 51

◆ T細胞は胸腺髄質で第2段階の選択を受ける（負の選択）
　→自分の成分（自己抗原）の提示を認識しないT細胞だけが生き残る
　→自分自身を攻撃しなくなる（自己に対する免疫寛容）

Chapter 6　適応免疫に関わる細胞〜リンパ球の世界

Level Up ④　Th9 細胞と IL-9 の話題

　Th 細胞のサブセット（種類）は，本書で紹介した Th1，Th2，Th17，Treg 細胞以外にも実はまだあります．Th9 細胞，Th22 細胞，Tfh 細胞（濾胞性ヘルパー T 細胞）などです．どれも重要といえば重要なのですが，きりがないので，ここではもう 1 つだけ，Th9 細胞について紹介します．

　Th9 細胞は IL-4 + TGF-β によって CD4 + ナイーブ T 細胞から分化します．その名のとおり，IL-9 を主に産生する細胞です．IL-9 は Th2 細胞からも産生されますが，マスト細胞の分化・増殖や好酸球の局所への遊走，喘息モデルマウスにおける気道粘液の産生，気道過敏性を亢進させることが報告されています．実際，喘息患者の気道においても IL-9 発現は亢進しています．

　また近年，IL-9 は腫瘍免疫において注目されています．腫瘍動物モデルにおいて，IL-9 活性を中和抗体で抑制すると腫瘍の増殖が促進する一方，腫瘍の抗原に特異的な Th9 細胞をその動物に入れると，強い腫瘍抑制効果が認められたと報告されています．そのため，==Th9 細胞および IL-9 は腫瘍細胞の抑制に貢献することが示唆されています==．

　さらに近年目覚ましい腫瘍抑制効果を認めている免疫チェックポイント阻害薬（抗 PD-1 抗体）（→ S82）が投与された悪性黒色腫の患者において，その治療効果があった患者では，Th9 細胞が増加していることが発見されました．**IL-9 が CD8 + T 細胞（Tc 細胞）に作用することで，Tc 細胞の腫瘍細胞を傷害する機能が増強**されていると考えられています．

POINT
◆ Th9 細胞：IL-4 + TGF-β で分化し，主に IL-9 を産生
◆ IL-9：マスト細胞の分化・増殖，好酸球の遊走，喘息の増悪因子
◆ Th9 細胞，IL-9 は腫瘍細胞を抑制する因子として注目されている

Level Up ⑤　Th1/Th2 セオリーの限界

　Th1/Th2 という概念は 1980 年代後半ごろから提唱され，免疫反応の状態をわかりやすく説明し，種々の疾患が Th1/Th2 バランスの異常によって発症すると考えられてきました．

　本書でも，免疫の基本概念をわかりやすくするために **Th1 ＞ Th2 →細胞性免疫**，**Th1 ＋ Th2 →体液性免疫**，**Th1 ＜＜ Th2 →アレルギー**という図式で説明してきました．しかし現在においては，実際の病態でこの図式が当てはまらない例が多々あり，**すべての免疫反応を Th1/Th2 セオリーで説明するにはかなり無理**があります．たとえばアトピー性皮膚炎や気管支喘息は Th1 ＜＜ Th2 による Ⅰ 型アレルギーの代表ですが，ウイルス感染を合併するとアレルギー症状は明らかに悪化します．Th1/Th2 セオリーだけで考えると，ウイルス感染は Th1 ＞ Th2 の方向に行くのですからアレルギー反応は弱くなるはずで矛盾が生じます．ほかにも，Ⅰ 型アレルギー疾患の患者はがんでの死亡率が低いという報告もかなり出てきています．がん細胞を破壊するのは NK 細胞（自然免疫）や Tc 細胞（細胞性免疫）なので，「アレルギー体質（Th1 ＜＜ Th2）の人ががんに強い」というのはやはり Th1/Th2 セオリーでは説明できません．

　そこには自然免疫〜抗原提示で活躍する NK 細胞，NKT 細胞，マクロファージ，樹状細胞，あるいはほかの細胞が，==Th1/Th2 のシステムを飛び越えて，直接，炎症細胞（好中球，好酸球，マスト細胞，Tc 細胞）を活性化する別の経路（ストーリー）がある==と考えられます．そこで脚光を浴びているのが次 Stage で登場する **自然リンパ球** です．

POINT
- ◆ Th/Th2 セオリー
  　Th1 ＞ Th2 →細胞性免疫　　Th1 ＋ Th2 →体液性免疫
  　Th1 ＜＜ Th2 → Ⅰ 型アレルギー
- ◆ すべての免疫反応を Th1/Th2 セオリーで説明するには限界がある
- ◆ 自然免疫から Th1/Th2 を介さず炎症細胞を活性化する経路がある

Chapter 6 適応免疫に関わる細胞〜リンパ球の世界

Stage 52 自然リンパ球（ILC）
Th1/Th2 セオリーを超える新たな役者

　自然リンパ球（ILC：Innate lymphoid cell）は，「リンパ球」という名前にもかかわらず自然免疫で働く細胞で，2010年頃にT細胞やB細胞とは異なる新たなリンパ球として発見されました．自然リンパ球は（リンパ球という名前なのに）抗原を認識する受容体をもたず，さまざまなサイトカインを産生します．自然リンパ球は産生するサイトカインによってグループ1〜3の3つに分類されます（図52）．実は，自然免疫細胞であるNK細胞や胎生期のリンパ組織形成に重要なリンパ組織誘導細胞（LTi細胞）もこの自然リンパ球であることがわかってきました．NK細胞を除き，すべてのILCは生存のためにIL-7が必要であることはわかっていますが，ILCがどこでどのようにつくられるのか，どのような過程で3つのグループに分岐していくのかの詳細なメカニズムはわかっていません．ただし，分化するのに必要な転写因子は，ある程度解明されています（→ S92）．

自然リンパ球　グループ1

　グループ1に属するILCは，ILC1（1型自然リンパ球）とNK細胞です（※NK細胞はグループ1〜3には含まれないILCであるという説も有力）．このグループはIFN-γを産生します．すなわち免疫反応をTh1系に傾かせます．

自然リンパ球　グループ2

　グループ2に属するILCはILC2（2型自然リンパ球）で，IL-4，IL-5，IL-13（Th2細胞とほぼ同じ）を産生します．ILC2は寄生虫に対する免疫反応に重要な役割を示します．またILC2はリンパ球（T細胞，B細胞）の特定臓器への分配に関わると考えられています．たとえばILC2は肺におけるTh2の抗原認識に必須である一方，全身性のTh2の反応には必要ではないと報告されています．いずれにせよ免疫反応をTh2系に

傾かせます．

自然リンパ球　グループ3

グループ3に属するILCは，ILC3（3型自然リンパ球）とリンパ組織誘導細胞(lymphoid tissue-inducer cells：LTi 細胞)です．このグループはIL-17やIL-22を産生します．主として粘膜組織に見られ，とくにILC3は腸管粘膜固有層に多く存在し，粘膜上皮細胞からの抗菌ペプチド（自然免疫として異物を殺す種々の物質の総称）の産生を誘導することで腸内細菌と腸管免疫との平衡状態を保つのに重要な役割を果たすと考えられており，クローン病のような慢性腸炎症疾患と関係があるといわれています．

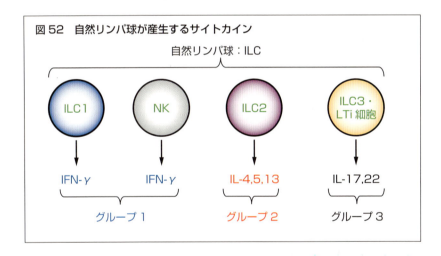

図52　自然リンパ球が産生するサイトカイン

POINT 52

◆自然リンパ球：抗原特異性をもたない自然免疫のサイトカイン産生細胞
グループ1：ILC1（1型ILC），NK細胞→IFN-γを産生
グループ2：ILC2（2型ILC）→IL-4，IL-5，IL-13を産生
グループ3：ILC3（3型ILC），LTi細胞→IL-17，IL-22を産生

Chapter 6 適応免疫に関わる細胞〜リンパ球の世界

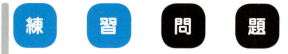

問1 B細胞の役割を3ついえ.

問2 T細胞のサブセットについて表の●を埋めよ.

	Th1	Th2	Th17	Treg	Tc
共通マーカー	CD●+ (TCR)				
CD4/CD8	CD4● CD8●				CD4● CD8●
認識するMHC	クラス●				クラス●
分化に必要な サイトカイン	● IFN-γ	IL-●	● IL-6, 23	●	● IL-2
産生する サイトカイン	● IL-2	IL-●, 5, 9, 13	IL-17	TGF-β ●	● IFN-γ
主な働き	●, Mφ 活性化	B細胞を ●	●性 炎症促進	免疫の●	感染／ 細胞の傷害

問3 「Th2→体液性免疫」を抑制するサイトカインは？
また,「Th1→細胞性免疫」を抑制するサイトカインは？

問4 適応免疫(炎症)を積極的に抑制(終了)に向かわせる細胞は？

問5 ネクローシスとアポトーシスの特徴をいえ.

問6 アポトーシスが引き起こされる受容体の名前は？

問7 Tc細胞はどんなサイトカインや物質によって傷害する細胞をアポトーシスに導くか？

問8 T細胞のアナジーとはどんな状態か？

問9 T細胞は活性化してある程度働くと表面にどんな受容体を発現するか. 2つ挙げよ. それらの受容体はそのT細胞にとってどんな

目的で発現されるものか？

問 10 前問の 2 つの受容体は，それぞれどんな細胞のどんなリガンドが結合するか？

問 11 T 細胞の選択（オーディション）の第 1 段階はどこで行われるか？また，第 2 段階は？

問 12 胸腺で最後まで生き残れる T 細胞はどんな細胞か？

問 13 B 細胞（抗体）や T 細胞（TCR）が無数ともいえる多様性をもつことができるのは，そのもとになる遺伝子をどうしているからか？

問 14 IL-9 のアレルギーにおける働きと，腫瘍免疫における働きをいえ．

問 15 ILC1，ILC2，ILC3 が産生するサイトカインをそれぞれ挙げよ．

Chapter 6 適応免疫に関わる細胞〜リンパ球の世界

解 答

問1：①抗原提示　②抗体産生
　　　③メモリーB細胞が次回の抗体産生に備える（免疫の記憶）

問2：

	Th1	Th2	Th17	Treg	Tc
共通マーカー	CD3＋（TCR）					
CD4/CD8	CD4＋CD8－				CD4－ CD8＋
認識するMHC	クラスⅡ				クラスⅠ
分化に必要なサイトカイン	IL-12 IFN-γ	IL-4	TGF-β IL-6, 23	TGF-β	IFN-γ IL-2
産生するサイトカイン	IFN-γ IL-2	IL-4, 5, 9, 13	IL-17	TGF-β IL-10	TNF-β IFN-γ
主な働き	Tc, Mφ 活性化	B細胞を抗体産生へ	好中球性炎症促進	免疫の抑制	感染／腫瘍細胞の傷害

問3：Th2系の抑制…IFN-γ　Th1系の抑制…IL-4
問4：制御性（レギュラトリー）T細胞（Treg）
問5：ネクローシス…細胞膜の破壊，酸素欠乏などによる受動的細胞死
　　　アポトーシス…DNA断片化による細胞死（プログラム細胞死）
問6：Fas（受容体）
問7：TNF-β，グランザイム
問8：T細胞が無反応となり働かなくなった状態
問9：CTLA4，PD-1．T細胞自身の活動を抑制するため
問10：CTLA4…樹状細胞（抗原提示細胞）のCD80/CD86
　　　PD-1…PDL-1/PDL-2
問11：第1段階…胸腺皮質，第2段階…胸腺髄質
問12：自分のMHC分子は認識できて，かつ，自己抗原の提示には反応しないT細胞
問13：抗体やTCRのもととなる遺伝子を再編成しているため
問14：マスト細胞の分化・増殖，好酸球の遊走．腫瘍細胞の抑制
問15：ILC1…IFN-γ，ILC2…IL-4, 5, 13，ILC3…IL-17, 22

□ 炎症のメカニズム
□ 炎症,細菌感染の評価①
□ 炎症,細菌感染の評価②
□ 結核の診断と IFN-γ 遊離試験（IGRA）
□ B 型肝炎ウイルスの感染と抗体の変化
□ 能動免疫（ワクチン）と受動免疫
□ 免疫の記憶とワクチンの目的
□ 全身性炎症反応症候群（SIRS）
□ Chapter 7　練習問題・解答

Chapter 7
免疫による感染症の防御

　免疫は本来，病原微生物やそのほかの外敵から体を守るために働いています．ですから病原微生物による「感染症」に対しては，Chapter 1〜3 で解説したとおり「免疫反応」ががんばってくれているのです．この章ではもう少し臨床医学的に詳しく，免疫による感染防御反応について解説します．

Chapter 7 | 免疫による感染症の防御

Stage 53 炎症のメカニズム

血管が開くことで始まる！

　病気には鼻炎，肺炎，肝炎，皮膚炎など「○○炎」という名前の病気が多いですね．「○○炎」というからにはなんらかの「炎症」がその病気の主体となっています．アレルギー疾患もやはりアレルギー性の「炎症」が原因となっています．そこで，免疫に関わる各疾患を解説する前に，多くの病気が関わる「炎症」という病態について理解を深めましょう．

「炎症」は免疫防御反応の結果

　「炎症の4つの特徴」を覚えていますか？　①**発赤**　②**腫脹**　③**疼痛**　④**発熱**でしたね（→ S02）．ところで「炎症」が生じるのは，病原微生物による感染のときだけではありません．体の一部をぶつけたり，やけどしたりすればその部分に炎症が生じます．これは「**物理的因子による炎症**」です．また，酸やアルカリ，毒素などで組織が痛めつけられた場合は「**化学的因子による炎症**」が生じます．この本で登場する「化膿性炎症」「リンパ球性炎症」「アレルギー性炎症」といった炎症は**すべて免疫防御反応の結果生じています**．このような炎症は「**生物学的因子による炎症**」に含まれます（**図53**）．

　このように炎症が生じる原因はさまざまですが，いずれの炎症でも上記の4つの状態が生じます．ではなぜそのような状態になるのでしょうか？

局所の循環血流量の増加→「発赤」「発熱」

　私たちの体はちょっと傷ついただけでもすぐ血が出てきますね．それは体の隅々まで毛細血管（微小循環）が存在し，血が流れているからです．しかし，その毛細血管のなかでも非常に細いために普段は血が流れていない部分（毛細血管床）が存在します．毛細血管の分布するところになんらかの==有害刺激（物理的・化学的因子や各種細胞が出す化学伝達物質など）が加わると，毛細血管は拡張して血流が増加し==，さらに毛細血管床にも血

関連項目▶　脂質メディエーター→ Stage 64，
　　　　　炎症性サイトカイン→ Stage 04

が流れるようになります．このような局所の循環血流量の増加が炎症の始まりです．そして炎症の特徴である「発赤」と「発熱」はまさしくこの循環血流量の増加によるものなのです．血液がほかの部分より集まってくるので赤身を帯びて，熱がたまりやすい状態になりますからね．

血管透過性の亢進→「腫脹」「疼痛」

さて，血管が拡張して次に起こることは血管透過性の亢進です．血管は隙間のないただの管ではなく，平べったい血管内皮細胞がいくつもつなぎ合わさってできています（図53）．血管の拡張が生じると，その管がただ太くなるだけでなく，血管内皮細胞のつなぎ目がゆるんで，中の水分や血球がその隙間から漏れ出てきます．これが血管透過性の亢進で，炎症の特徴である「腫脹」や「疼痛」の原因になるのです．血管から漏れ出た水分によって，そこの組織がむくんで膨張してくるので「腫脹」が生じるのですね．また，組織の内圧が上がることによって痛覚神経が圧迫されたり，血管から出て集まってきた好中球やマクロファージが出す活性酸素や炎症性化学物質（炎症性サイトカイン，炎症性脂質メディエーター，炎症性顆粒物質）によって神経が刺激されることで，「疼痛」が生じます．これらの炎症性化学物質は疼痛だけでなく，血管内皮細胞に作用して血管拡張，透過性亢進を増強させるものが多いのです（→ S54, S60）．

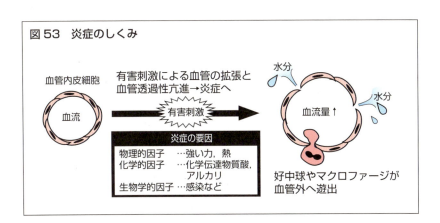

図53　炎症のしくみ

Chapter 7 | 免疫による感染症の防御

血管はなぜゆるむのか？

ところで有害刺激に対して，なぜ血管は拡張し，透過性の亢進が生じるのでしょうか．

それは**各種白血球や血小板をその傷害がある場所に集めたいから**です．白血球は外敵に対する防御反応に必要ですし，血管も多少は切れているでしょうから血小板が必要ですね．

このように，**「炎症」とは有害刺激に対する毛細血管の反作用によって生じる（始まる）病態**です．その証拠に血管のないところ，たとえば髪の毛や爪を傷つけても炎症は生じませんね．

---

memo　活性酸素

「活性酸素」とは低分子の酸素化合物で，相手物質を酸化する反応性が高いものをいいます．活性酸素には一重項酸素（$^1O_2$），スーパーオキシド（O_2^-），ヒドロラジカル（$OH\cdot$），過酸化水素（H_2O_2）などほかにもいろいろあります．**好中球はNADPHオキシダーゼ**という酵素から「活性酸素」を産生・放出し，その**活性酸素によって強力な細胞傷害を行います**（→ S32, S79）．しかし，活性酸素は生体内で殺菌作用に利用されるだけでなく，周囲に無差別かつ有害な酸化反応を引き起こすため，がんや老化をはじめ種々の疾患・病態の原因の1つと考えられています．

POINT 53

◆ 炎症は毛細血管の反作用で生じる
　有害刺激
　　→局所の血管の拡張
　　→局所の循環血流量↑　　　　　→発赤，発熱
　　→血管透過性の亢進　　　　　　→腫脹，疼痛
　　→遊出白血球が出す炎症性物質　→疼痛
　　→さらなる血管の拡張，透過性亢進

Level Up ❻　発熱のしくみ

　炎症の特徴の1つである（局所的な）「発熱」は末梢の循環血流量の増加によるものですが，全身性の「発熱」はどのようなしくみで生じるのでしょうか．

　細菌やウイルスなど病原微生物が感染すると，マクロファージやNK細胞，好中球，Tc細胞などの免疫細胞が働き始めますね．これらの細胞は炎症を引き起こす細胞なので「炎症細胞」と表現してもよいでしょう．さてこれらの炎症細胞は，活発に働き出すと（細胞によって程度の差はありますが）IL-1，IL-6，TNF-α といった「炎症性サイトカイン」（→ S60）や IFN-γ を産生します．さらに，IFN-γ は Th1系サイトカインとして有名ですが，自然免疫の NK 細胞や細胞性免疫の Tc 細胞も産生（→ S23）しましたね．

　IL-1 をはじめとするこれらのサイトカインはみな「発熱」を引き起こす物質で，「内因性発熱物質」とよばれています．ちなみに「外因性発熱物質」とは病原微生物そのものや細菌がもつ毒素，腫瘍細胞やその代謝物などのことです．これらが体内に生じると，結局は上記の免疫細胞が活性化されることになり，「内因性発熱物質」の産生につながります．

　このように産生された IL-1 やそのほかの内因性発熱物質は，脳の視床下部近くにある血管の内皮細胞に作用し，その血管内皮細胞はプロスタグランジン E2（PGE2）の合成を促進します．この PGE2 が視床下部の体温調節中枢に作用し，全身性の発熱を生じさせるのです．

POINT
◆炎症細胞が産生する「内因性発熱物質」によって発熱が生じる
◆内因性発熱物質：IL-1，IL-6，TNF-α，および IFN-γ
◆PGE2 が視床下部の体温調節中枢に作用して発熱が生じる

Chapter 7 免疫による感染症の防御

Stage 54 炎症，細菌感染の評価①
何をもって細菌感染と評価するのか？

　ここでは「炎症」および「感染症」の評価について原則的なことをお話しします．「熱やCRPが上がったら（多分感染症だから），とにかく抗菌薬を投与しておけばいい」というのは，昭和時代の考え方です．

「炎症」の原因は何なのか？

　病気とよばれるもののうち，かなりの割合が「〇〇炎」という炎症によるものです．炎症が起こると熱や痛みが生じますが，**熱が上がったからといってその原因がいつも，病原微生物による「感染性の炎症」によるものとは限りません**．がんも「がん性炎症」を引き起こしますし，後に紹介するアレルギー疾患や膠原病も「アレルギー性炎症」「膠原病性炎症」という病態です．「薬剤性の炎症」も結構あります．すべての炎症は，身体（時には精神的にも）なんらかのストレスが引き金となって，**炎症性サイトカイン（IL-1，IL-6，TNF-αなど），炎症性脂質メディエーター（プロスタグランジン：PGなど），炎症によってつくられる急性期蛋白（CRPなど）** の血中濃度を上昇させます．また，炎症がおこると血が固まりやすくなるので赤沈（赤血球沈降速度：赤血球が試験管内で沈む速度）も上昇します．医師は病的な「炎症」を疑った際に，その炎症の原因が何なのかを，問診，診察，採血・微生物検査，画像検査などから総合的に判断する必要があります．熱があって採血検査で〇〇が上昇しているから「ハイ，この薬」というのでは，医師が判断する必要もなく，スマホで十分です．

細菌（化膿菌）感染の確定は微生物検査

　そうはいっても，炎症の本当の原因を確定するのは実はけっこう難しいのです．まず「炎症の原因が細菌感染である」と診断する判断材料を紹介します．細菌は顕微鏡で見えますから，感染部位と思われるところから**検体（痰，尿，膿や血液）を採り，顕微鏡で細菌が異常に多く見られ**，さら

に好中球の貪食像（→ S02 図）も認められれば，かなりの確率でその菌による感染性の炎症と判断できます．実際はその検体をさらに微生物検査室で培養し，どんな菌なのか判定します．しかし現実はそんなに簡単ではなく，検体が採りにくい臓器だとか，検体を採っても菌が見えない場合や，培養しても何の菌も検出されないことは多々あります．それでも細菌感染が原因であることはいくらであるのです．そのため，「細菌感染かはわからないけど念のため抗菌薬を入れておく」という判断が生じます（その判断は適切でない場合が多いのですが，正しい場合もあります）．しかしそのことが現代の抗菌薬の乱用を引き起こし，ひいては薬剤耐性菌（抗菌薬が効かない菌）の出現を促進していることは間違いありません．

細菌感染を示唆する検査：好中球核の左方移動

血液中の白血球（好中球）の上昇は，感染症でなくとも数々の疾患で生じることは医師にとって常識ですが，**好中球の核の左方移動（桿状核好中球の上昇）を伴った上昇は細菌感染の判断材料の 1 つにはなります**（図 54）．ただし，抗菌薬投与後数日は，菌の崩壊による免疫反応（すなわち炎症性サイトカインの上昇）により，発熱とともに一過性に好中球が上昇する時期があります．

さらに注意点は「超重症な感染症（の治療前）では白血球数が逆に下がっていることがある」ことも知っておいてください．

図 54　好中球核の左方移動

 成熟→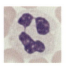

桿状核好中球　　分葉核好中球

若い好中球，すなわち桿状核好中球の割合が上がること

POINT 54

◆ 発熱，白血球上昇はあくまでも免疫反応（炎症）の所見
　感染症自体を見ているわけではない
◆ 細菌感染の確定は微生物検査

Chapter 7 免疫による感染症の防御

Stage 55 炎症，細菌感染の評価②
もうCRP依存の医療からは卒業すべき時代！

　日本の医療現場は，はっきりいって「CRP依存症」です．CRPが高い→重症（増悪），CRPが低い→軽症（改善）という昭和時代の考え方が根強く残っています．とくに感染症においてはその傾向が強いです．「感染（微生物の異常増殖状態）」と「免疫反応の強さ」がイコールではないことは，免疫学の基本を理解していればわかるはずです．

CRPとは何か？

　多くの医師が「炎症」に対する評価のために，採血検査として白血球（好中球），CRP，そして近年は後述するプロカルシトニン（PCT）を検査しますが，感染症を疑う場合は微生物検査が必須です．微生物検査を行わずして抗菌薬を投与することは，現代の医師としては恥ずべき行為です（→S54）．CRPはラテックス凝集法で測定する炎症マーカー（急性期蛋白，急性相反応物質）ですが，これほど頻繁にCRPが検査され，そして重要視されるのは日本だけです．CRPが日本で開発された検査だという経緯もあります．CRPは主にIL-6が肝細胞に作用して肝細胞から産生される急性期蛋白の1つです．結局，炎症性サイトカインであるIL-6が上がっているのを見るのと大差がありません．しかもCRPなどの急性期蛋白は実際の免疫反応（サイトカインの上昇）より遅れて上昇し，炎症（感染症）が収束に向かっていてもダラダラと高値が続くことが多々あります．ここ数十年，日本の医師はCRPばかり重要視して感染症はもちろん，すべての疾患の炎症をこれで評価し，軽症or重症，改善or増悪を評価してきました．しかし現在では「少なくとも感染症に対してCRPを病勢の指標にすることは適切でない」と考える医師が増え，私もそれが当然と考えます．

　なぜならば，発熱という症状や，白血球，CRPの上昇はあくまでも免疫反応の結果だからです．免疫反応は抗原に対する防御反応なので早くても半日以上は遅れてあらわれます（図55）．CRPが低くてもこれから上が

るのかもしれないし，高めでももう感染症としては治っている（微生物は死んでいる）ことがあります．**すなわち，抗原の存在（菌の量・生死，薬の効果）と上記の炎症所見には相関がないのです．**たとえば**抗菌薬治療がうまくいっていようがいまいが，CRPは2～3日は上昇し続けます．**また，免疫反応には個人差があり，もう菌は十分死んでいても，CRP高値などの炎症所見は5日以上しばらく続くことはまったく珍しくありません（これは発熱にもいえます）．すなわち，**CRPは感染症の重症度の評価にも，治療の効果判定にも（短期的には）使えない**のです．

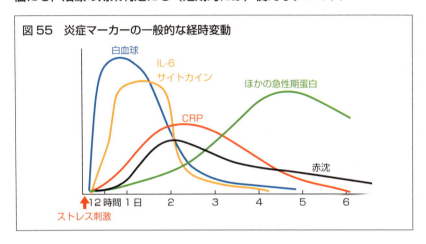

図55 炎症マーカーの一般的な経時変動

細菌感染を示唆する検査：プロカルシトニン（PCT）

CRPが細菌感染のマーカーとしてあまりにいい加減なので，近年，細菌感染に対しもっと感度・特異度のよい検査として**血中プロカルシトニン（PCT）**が検査されるようになりました．ただしこれも細菌感染だけで上がるというわけではなく，腫瘍，熱傷，手術，膵炎，熱中症，非細菌性の重症感染では偽陽性（細菌感染でないのに上昇）を示すことがわかっています．それでも上記のような基礎疾患がない人の細菌感染に対しては，CRPよりはずっとましな炎症評価の材料として利用されています．

POINT 55

- ◆ CRPは感染症の診断にも病勢評価にも重要視すべきではない
- ◆ プロカルシトニン（PCT）は細菌感染による炎症マーカーとしてCRPよりはましだが，過信してはいけない

Chapter 7 免疫による感染症の防御

Stage 56 結核の診断とIFN-γ遊離試験（IGRA）

結核を見逃すとみんなに迷惑をかける！

　結核は途上国では普通によくある感染症です．日本では少ないイメージかもしれませんが先進国のなかでは多いほうなのです．**結核は空気感染**（＝飛沫核感染．その人と同じ空間にいるだけで感染）するので，発症している人を見逃すと大変です．家族はもちろん，職場や病院の同室者，医療・介護スタッフという何十人，ひどいと100人以上が結核菌接触者となり，みんなに結核の定期検査を強要させることになります．医師は（何科の医師であっても）高齢者や外国人の入院時には結核のスクリーニング検査を行っておくべきです．

IFN-γ遊離試験（IGRA）

　近年，結核のスクリーニング検査（その疾患の疑いのある人を早く発見するために最初に行う検査）では，**IFN-γ遊離試験（IFN-γ release assay：通称 IGRA）**が用いられています．これまでは長年ツベルクリン反応（→S75）が用いられてきましたが，この検査は正直あてになりませんでした．なぜなら先進国ではBCG（結核の予防接種）が行われており，ツベルクリン反応がある程度陽性になるのは当たり前だからです．そのためこれまでは「結核患者との接触歴が明らかで，ツベルクリン反応が強陽性ならば疑う」といった程度の使われ方でした．しかも，細胞性免疫反応の強い体質の人は，強陽性でも結核でないことが多々ありました．そこで，結核診断がもっと正確にできるIGRAという検査が開発されました．IGRAはBCGの影響を受けないのです．IGRAはまず患者さんから採血し，その**リンパ球に結核の抗原をぶっかけます**．もし本当に結核菌の侵入があった人であれば，**結核抗原に特異的なリンパ球（とくにTcやTh1細胞）が増殖しているはず**ですから，それらから細胞免疫のサイトカインである**IFN-γがたくさん産生されるはず**です．そのIFN-γ産生の程度を測定するのが「IFN-γ遊離試験」です．

結核の「発症」の診断

ただし，IGRA も万能ではありません．**IGRA はあくまでも「結核菌の侵入があったか」を調べるもの**であり，「いま，結核感染として発症しているか」はわかりません．結核菌は体内に侵入しても感染症として発症するとは限りません．**むしろ発症しないで（保菌したまま）その人が寿命を迎えることのほうが多いのです**．

いま，発症しているのかを調べるには，喀痰などの検体を**抗酸菌染色（チール・ネールゼン染色）して，本当に結核菌が存在するかの確認**（図56）が必要です．しかし残念ながら，その染色で菌が見えたとしても，結核の兄弟のような**「非結核性抗酸菌」**という菌との区別はできません．そのため，結核菌 PCR（遺伝子）検査が必要になります．結果的には，結核の発症の診断としては，**① IGRA 陽性，②検体の抗酸菌染色で菌の存在，③結核菌 PCR 検査陽性**の３つが条件となります．発症した結核菌は，空気感染するので隔離入院するなど対応が大変ですが，非結核性抗酸菌は人から人へはうつらないので，ただ外来で治療するだけです．

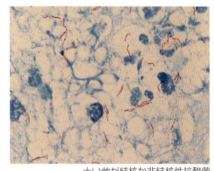

図 56　抗酸菌染色（チール・ネールゼン染色）による抗酸菌の検出

赤い菌が結核か非結核性抗酸菌

POINT 56

◆ 結核は空気感染（飛沫核感染）する
◆ 結核のスクリーニング検査：IGRA は入院前にやっておく
◆ **IGRA はあくまでも「結核菌の侵入があったか」を調べるもの**
◆ 活動性（発症）結核の検査：① IGRA 陽性　②抗酸菌染色…陽性
　　　　　　　　　　　　　　③結核菌の遺伝子…PCR 陽性

図 56　第 108 回医師国家試験（厚生労働省）I 問題別冊図 No.11
http://www.mhlw.go.jp/seisakunitsuite/bunya/kenkou_iryou/iryou/topics/dl/tp140512-01r.pdf

Chapter 7 | 免疫による感染症の防御

Stage 57 B型肝炎ウイルスの感染と抗体の変化
医療系国試の超頻出問題！

　ウイルス性肝炎の診断とその抗体の変化は，医療系国試の必須問題です！　とくに，患者さんに使った針を自分に刺してしまった場合（医療者なら一生に1回は経験します！），どういう検査をしてどう評価・対応するのかは絶対に知っておかなければなりません．ウイルス性肝炎の一般的な知識は感染症の本で勉強してもらうことにして，ここでは最も重要なB型肝炎ウイルス（以下 HBV）について解説します．

B型肝炎の診断と検査

　B型肝炎ウイルス（およびD型肝炎）の感染経路は，血液媒介や性行為です（C型はほとんど血液感染で，AとEは経口感染）．HBVはDNAウイルス（ほかは全部RNAウイルス）で，抗原としてHBs抗原，HBe抗原，HBc抗原をもっています．免疫反応として**その3つに対する抗体がつくられますが，その順番（時期）とそれに対する評価**がよく問われます．まずその時期については**図57**を頭に叩き込んでください．抗体は

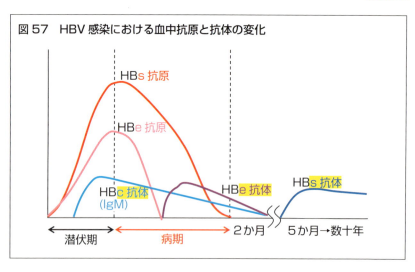

図57　HBV感染における血中抗原と抗体の変化

140　関連項目▶ 中和抗体→ Stage 27, ワクチン→ Stage 58, 59

c→e→sの順で上がっていきます．B型肝炎は，抗原としては**HBs抗原**，**HBV-DNA**（ただしこれらはキャリアの状態でも陽性），抗体としては**HBc抗体（IgM）**が診断（ウイルスの活動による発症）の指標となります．HBs抗体は何か月もたってから上がってきて，体内にずっと居続けます．**HBs抗体が上がったということはHBVに対する免疫が確立した**（治った）と評価できます．

針刺し事故後，すぐにやる検査とその評価

一方，針刺し事故などでウイルスの侵入から数時間以内の場合は，抗体はもちろん，抗原すらまだ増えていない（潜伏期初期の）場合があります．血液媒介するのはB型・C型肝炎ウイルス，AIDSウイルス（HIV）なので，とりあえず，HBVについては**HBs抗原**と**HBs抗体**，HCVについては**HCV抗体**，HIVについては**HIV抗体**を測定しておきます．なぜ，時期的にまだつくられているはずのない**HBs抗体**を測定しておくのかわかりますか？ それはまず，B型肝炎ウイルスの予防接種をちゃんとやっていて**HBs抗体**がすでに高い人は，HBVに対する免疫がある（のでまず心配ない）と確認できるからです．一方，HBV予防接種をやっていないのに，もし**HBs抗体**が高ければ，それは今回の針刺しによるものではなくて，過去にHBVの侵入があったことを表します．母子感染，性行為，血液媒介などで過去にHBVに曝露していたということです．HCV抗体，HIV抗体も針刺し直後に測定するのはほぼ同じ意味です．

発症の予防

医療者は当然，HBV予防接種をやっておくべきです．またHBVについてだけは，針刺し事故後**採血をした後**に，**「抗HBヒト免疫グロブリン」製剤**を注射することで，体内に侵入したHBVを中和する治療が可能です．

POINT 57

- ◆ B型肝炎：**HBs抗原**，HBV-DNA，**HBc抗体（IgM）**
  発症の指標は**HBc抗体（IgM）**が重要
- ◆ HBVの抗体は，HBc→HBe→HBs抗体の順で上昇
- ◆ HBs抗体の上昇はHBVに対する免疫の確立（治癒）を意味する
- ◆ 針刺し事故後の検査：**HBs抗原**，**HBs抗体**，HCV抗体，HIV抗体

Chapter 7　免疫による感染症の防御

Stage 58　能動免疫（ワクチン）と受動免疫
自分でつくったのか，人からもらったのか？

　ウイルスや結核菌などの細胞内寄生微生物は，感染細胞内で派手に暴れるとすぐに抗原提示されてTc細胞やマクロファージにやっつけられてしまいます．そこで一部の細胞内寄生微生物は感染した細胞の中であまり増殖せず，ひっそりと状況をうかがっている状態でいることがあります．そしてあるときワッと増殖して悪さをしようとするのです．このように細胞内寄生微生物が感染細胞内にひっそりと潜伏して，長期間存在する状態となってしまった感染者のことを**無症候性キャリア（保菌者）**といいます．具体的にはC型肝炎ウイルスやエイズのHIV，結核菌などが有名です．これらはすべて長期の潜伏の後に発症する可能性があり，しかもいつ発症するかわからないのが腹立たしいところです．

生ワクチン

　しかしこの長期の潜伏を利用した治療法が**生ワクチン**の接種です．生ワクチンとは**「毒性を弱めた病原微生物」をあえて投与すること**で，その病原微生物に対する免疫を高める予防的治療法です．生ワクチンはその名のとおり生きている（増殖能力がある）病原微生物なので，細胞内に侵入・潜伏してから長期にわたりときどき増殖することになります．その増殖のたびに感染細胞は抗原提示を行うので，それがTc細胞やマクロファージの活性をくり返し引き起こすこととなり，**結果として「その病原微生物に対する長期の細胞性免疫の保持」が成立する**のです．実際には，結核菌を予防するBCGワクチンのほか，麻疹，風疹，ムンプス（おたふくかぜ），水痘，ポリオ（急性灰白髄炎），黄熱などのウイルスに対して生ワクチンが施行されています．

不活化ワクチン

　一方，**病原微生物の抗原性だけを残して殺してしまった「不活化ワクチ**

ン」の投与ではこのような長期の細胞内潜伏・増殖が得られないので，免疫は短期間で失われます．そのため不活化ワクチンの場合は一定期間の後にくり返し接種する必要があります．インフルエンザ，B型肝炎，破傷風，ジフテリア，日本脳炎のウイルスに対しては不活化ワクチンが用いられています．

受動免疫（療法）

ワクチンはすべて抗原を入れることで自らの免疫反応によって防御反応を強くするものです．これは「能動免疫」とよばれます．本当に感染したことで免疫（抗体）ができるのも能動免疫です．一方，病原体が体に入った後すぐにその抗体（製剤）を注射してその毒性を緩和（中和）する免疫学的治療があります．それは自らの免疫によるものではなく，他人からもらう免疫（抗体）なので，「受動免疫（療法）」とよばれます．また，胎児や新生児が母親からもらう胎盤からのIgG，母乳からのIgAも受動免疫です．

受動免疫療法としては，ジフテリア，破傷風，毒ヘビに対する血清療法（ウマの血清からつくられる血清抗体製剤）（→S72）や，針刺し事故の後すぐに注射する「抗HBヒト免疫グロブリン製剤」（→S57）などがあります．また，受動免疫の効果は数か月しか続きません．自分の本当の免疫（メモリー細胞による記憶）としての免疫反応が確立しないからです．

POINT 58

- ◆ 細胞内寄生微生物が感染細胞内に長期間潜伏→無症候性キャリア
- ◆ 能動免疫：自分がつくった抗体による免疫…本当の感染やワクチン
- ◆ 生ワクチン：「毒性を弱めた病原微生物」の投与
  （例）BCG，麻疹，風疹，ムンプス，水痘，黄熱
  　　　ポリオも生ワクチンがあるが近年は不活化ワクチンを使用
- ◆ 不活化ワクチン：「病原微生物から抽出した抗原物質」の投与
  （例）インフルエンザ，B型肝炎，破傷風，ジフテリア，日本脳炎
- ◆ 受動免疫：「自分以外がつくった抗体（母親からやγグロブリン製剤）」
  （例）ジフテリア，破傷風，毒ヘビに対する血清療法，抗HBヒト免疫グロブリンの投与

Chapter 7 免疫による感染症の防御

Stage 59 免疫の記憶とワクチンの目的

ワクチンは何を狙ってつくられているのか？

ここでは免疫の記憶とそれを利用したワクチンについて解説します．Stage 40 と 42 でお話しした，メモリー B 細胞・T 細胞の復習をしましょう．

メモリー B 細胞とメモリー T 細胞

B 細胞は形質細胞に分化し抗体を産生するのでしたね（→ S16）．しかしすべての B 細胞が形質細胞に分化するわけではなく，一部 **メモリー B 細胞** になるのでした．メモリー B 細胞は，抗原と結合して刺激された成熟 B 細胞のくせに形質細胞まで分化せず，抗体をつくらないで体内に残る B 細胞です（**図 59**）．一方，T 細胞（図では Tc 細胞に代表させていますが Th 細胞も）はウイルス感染細胞（または樹状細胞）から抗原提示を受けることによって分化・増殖し，細胞傷害性 T 細胞（Tc 細胞）は感染細胞を破壊するのでした．その際，やはり一部の T 細胞は Tc 細胞まで分化せず，**メモリー T 細胞** として保存されます．これらメモリー細胞は **次に同じ抗原が侵入してきたときにはすばやく反応し，** いち早く **その抗体を産生する形質細胞** や **感染細胞を攻撃する Tc 細胞** になることができます．同じ抗原にくり返し感染するとどんどん反応が速く・強くなるのこのような **メモリー細胞が免疫の記憶として残されていく** からなのです．

ワクチンの目的

そこで，感染予防のワクチンとしては，細菌に対しては「その菌に特異的なメモリー B 細胞」，ウイルスや結核に対しては「その抗原に特異的なメモリー T 細胞」を増やしておくことが目的となります．とくに，**ウイルス感染の予防には中和抗体が非常に重要**（ウイルス感染を **治す** には **細胞性免疫が重要**）ですので，どちらのメモリー細胞も増やしておきたいところです．ワクチン製薬会社は，どのような抗原の種類，あるいは後述する **アジュバント** を用いて，より安全に，効率的にメモリー細胞を増やすワク

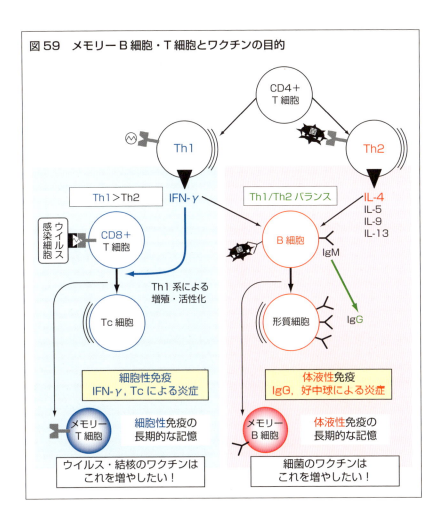

図59 メモリーB細胞・T細胞とワクチンの目的

チンをつくることができないか研究しています．

POINT 59

◆ ワクチンは，安全かつ効率的にメモリーB細胞・T細胞を体内に残すことを目的としている
◆ ウイルス感染の予防には中和抗体（体液性免疫）が重要．治癒には細胞性免疫が重要
◆ 抗原物質だけでメモリーの細胞産生の効率が悪いときはアジュバントが併用される

Chapter 7 免疫による感染症の防御

Level Up 7　アジュバント

　アジュバントとは，一般に**メインの薬剤に対する補助剤（補助的治療薬）**という意味で，メインの薬の作用を補助したり増強する目的で併用される物質です．免疫におけるアジュバントとは，**抗原の作用を増強する物質**のことをいい，自然においては通常病原体の表面に存在しています．臨床応用的には**ワクチンの抗原性補強剤として抗原と一緒に注射**されます．アジュバントを含め**どんなワクチンでもごくわずかな確率で副作用はあり，**その問題がメディアで話題となりますが，大規模臨床試験の結果ではその因果関係を証明する結果は得られていません．

　種々のアジュバントにより作用機構はさまざまですが，ワクチンの作製においては，以下のような目的で使われます．
- 抗原を水に溶けにくくすることで組織に長くとどめ，抗原を徐々に長期間遊離させるようにする．
- 投与局所に（あえて）炎症を起こし，マクロファージが集まり抗原が貪食されやすくなり，抗原提示が効果的に行われるようにする．
- 投与局所や所属するリンパ節の，T細胞やB細胞の活性化を強める．

　純粋な抗原蛋白単独では免疫応答が弱いとき，微生物やその分解産物をアジュバントとして用います．たとえばある微生物に対するワクチンでは，メイン抗原とは別の物質（アジュバント）が種々の免疫細胞の表面受容体を刺激し，それによってより効果的に，**樹状細胞やマクロファージといった抗原提示細胞表面の共刺激分子（CD80/CD86：B7分子）が発現しやすくなる**ようにつくられています（共刺激分子→S13）．

POINT
- ◆アジュバント：抗原の作用を増強する補助物質
- ◆アジュバントによってより効果的に，抗原提示細胞表面の共刺激分子が発現しやすくなる

Level Up ⑧　小児のワクチン接種

　みなさんが毎年受けている予防接種は，インフルエンザワクチンでしょう．インフルエンザは毎年流行するタイプ（抗原性）が変わる（→ Column 2）ので，毎年注射を打たなければならないのです．一方，記憶もない赤ん坊のころに予防接種をたくさん打っているはずです．生まれたばかりの赤ちゃんは胎盤を唯一通過できる母親の IgG によってある程度免疫（抗体）をもっています．しかしその IgG も 3〜6 か月でなくなり，その時期が新生児にとって最も抗体が少なくなり，感染にかかりやすい時期です．あとは自分の免疫反応で種々の抗体をつくらなければなりません．そのため，子供には各種のワクチンが必要となるのです．日本では予防接種法で以下のワクチンを打つように決められています（法的な義務ではありませんが，親としての常識的な義務です）．これは国試の頻出問題なので，がんばって暗記してください！

POINT

◆生後 2 か月〜1 歳未満
　・B 型肝炎

◆生後 2 か月〜5 歳未満
　・Hib（*Haemophilus influenzae* B 型細菌）　　・肺炎球菌

◆生後 3 か月〜1 歳までに 3 回，1 年後にもう 1 回〈計 4 回〉
　・4 種混合：DPT-IPV（ジフテリア・百日咳・破傷風，ポリオ）
　　　　　　　　　　　　　　　※このポリオは不活化ワクチン

◆生後 5〜8 か月
　・BCG

◆1 歳になったらすぐ．5〜6 歳〈計 2 回〉
　・MR（麻疹・風疹）

◆3〜4 歳の間に 2 回（1 期），1 年後（1 期追加），9 歳以降（2 期）
　・日本脳炎　　　　　　　　　　　　　　　　　　　〈計 4 回〉

◆11 歳（6 年生）
　・2 種混合：DT（ジフテリア・破傷風）

Chapter 7 免疫による感染症の防御

Stage 60 全身性炎症反応症候群（SIRS）
免疫は強ければいいわけではない！

　免疫というシステムがなければ，感染症に対して人間の生存はかなり困難なことです．しかし，**過剰な免疫反応は病原微生物の存在そのものよりも体にとって害を与える**ことがあります．ここではその過剰な免疫反応による急性炎症の病態，SIRSについてお話します．

炎症性サイトカインと急性期蛋白

　少し復習です．マクロファージは感染防御の第一線を張る細胞で，多くの場合この細胞が最初に異物を認識，貪食し，炎症性サイトカイン（IL-1，IL-6，TNF-αなど）や脂質メディエーター（PGなど）を産生するところから免疫反応（その結果生じる炎症反応）が始まるのでしたね．そのなかでも **TNF-αは血管の拡張・透過性亢進作用が強く**，感染症がひどくなると全身性にTNF-αが産生されることから全身の血管が拡張し，血圧の低下，すなわち **敗血症性ショック** を引き起こすことがあります．

　また，炎症性サイトカインによって血中の **急性期蛋白** が上昇します．急性期蛋白とは「炎症により肝臓で合成が促進される蛋白」で，その代表がCRP（C-reactive protein），補体（C3・C4），フィブリノーゲン（後に組織でフィブリンとなり血を固める蛋白）です．とくにCRPは炎症マーカーとして臨床でよく利用されていますが，Stage 55で述べたとおり，**CRPを感染症の評価に利用するのは時代遅れです**．感染による炎症は数ある炎症性疾患の1つにすぎません．

全身性炎症反応症候群（SIRS）

　SIRS とは systemic inflammatory response syndrome の略です．SIRSとは「**侵襲（しんしゅう）に対して免疫細胞が大量の炎症性サイトカインや炎症性脂質メディエーターを血中に放出することによる全身性の急性炎症反応**」のことです．ここでいう免疫細胞とはマクロファージがメインである場合が多いです．

関連項目▶ 炎症性（脂質）メディエーター→ Stage 64

「侵襲」とは生体が受けるなんらかのストレス・傷害のことをいい，SIRSの引き金となる**侵襲は感染症だけでなく，外傷や手術，大量出血，熱傷，膵炎などさまざま**です．そして，とくに**感染症によって生じたSIRSが「敗血症」**

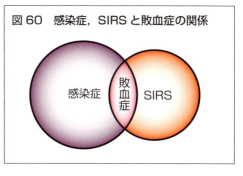

図60 感染症，SIRSと敗血症の関係

といえます（**図60**）．ただし現在，**敗血症の臨床的診断基準は「SOFAスコア」という臓器障害の点数化を重要視して**行われています．

SIRSの症状は発熱，頻脈，白血球増多，呼吸数増加などで，重症だとショック（血圧低下）が生じます．治療が遅れると，腎機能障害，肝機能障害などの多臓器不全に進行することが多く，そうなるとかなり致命的です．治療は，**敗血症性ショックには種々の研究によってノルアドレナリンが第一選択とされています**（※ **アナフィラキシーショックではアドレナリン**）．感染源に対しては，膿を取り除いたり，適切な抗菌薬を投与することが第一ですが，それ以外には，細菌がもつ**内毒素（エンドトキシン）**やそのほかの炎症を起こす物質を透析で濾過してしまう**血液浄化法**や，短期的な副腎皮質ステロイド薬の投与が行われることもあります．

> **memo** SOFAスコア
>
> 全身の臓器障害を簡便に点数化することを目的に作成されたスコアリングシステム．当初はSepsis-related Organ Failure Assessment（SOFA）として敗血症での臓器障害の評価法として用いられたが，敗血症以外の集中治療患者でも転用されるに至り，後にSequential Organ Failure Assessment（同じくSOFA）と改名された．

POINT 60

◆ マクロファージが主に産生するIL-1, IL-6, TNF-α などによって炎症反応が惹起される→TNF-α が過剰だとショックへ
◆ 急性期蛋白：CRPなど →すべての炎症で上昇
　　　　　　　（※ 感染症の指標にはすべきではない！）

Chapter 7 免疫による感染症の防御

問1 「炎症」は血管がどうなることによって生じるのか？

問2 内因性発熱物質となるサイトカインを3つ挙げよ．

問3 細菌感染による炎症を示唆する判断材料となる採血検査を2つ挙げよ．

問4 CRPはどのように産生される急性期蛋白か？

問5 結核のスクリーニング検査として行われる採血検査の名称と，その検査の機序を説明せよ．

問6 B型肝炎の発症の指標となる採血検査項目を3つ挙げよ．

問7 HBV抗体の種類を3つ挙げ，上昇する順番を述べよ．

問8 針刺し事故後に一般に行う採血検査を4つ挙げよ．

問9 生ワクチンを接種する感染症を5つ以上挙げよ．

問10 アジュバントとは何か．

問11 炎症性サイトカインを3つ挙げ，なかでも血管拡張・透過性亢進作用が強いものをいえ．

解答

問1：血管の拡張，透過性亢進
問2：IL-1，TNF-α，IL-6（Level Up 5 参照）
問3：好中球の左方移動を伴う増加．基礎疾患のないプロカルシトニンの上昇
問4：主にIL-6が肝細胞に作用して肝細胞から産生される急性期蛋白
問5：IFN-γ遊離試験（IGRA）．患者のリンパ球に結核抗原を作用させIFN-γの産生の程度を測定する検査．
問6：HBs抗原，HBV-DNA，HBc抗体（IgM）
問7：HBc → HBe → HBs抗体の順で上昇
問8：HBs抗原，HBs抗体，HCV抗体，HIV抗体
問9：BCG，麻疹，風疹，ムンプス，水痘，黄熱，ポリオ経口ワクチン
問10：抗原の作用を増強する補助物質
問11：IL-1，IL-6，TNF-α．とくに血管拡張性・透過性亢進作用が高い：TNF-α

□ アレルギー反応とは？
□ I型アレルギー①　アレルギー体質とは？
□ I型アレルギー②　マスト細胞
□ I型アレルギー③　脂質メディエーター
□ I型アレルギー④　即時型アレルギー反応
□ I型アレルギー⑤　遅延型反応への移行
□ I型アレルギー⑥　好酸球による慢性炎症
□ I型アレルギー⑦　I型アレルギー疾患の特徴
□ 体液性免疫を介さないI型アレルギーの機序
□ Chapter 8　練習問題・解答

Chapter 8
過剰・異常な免疫による疾患のメカニズムⅠ
Ⅰ型アレルギー

　前章でお話ししたように免疫反応は感染症にとって欠かせないシステムですが，逆に私たちの体に不利益な作用を及ぼすことも多いのが現実です．実際，どのような過剰・異常な免疫反応が私たちの体に不利益な結果をもたらすのか見ていきましょう．
　この章では，アレルギーのなかでもいちばん重要なⅠ型アレルギーについて詳しく解説していきます．

Chapter 8 | 過剰・異常な免疫による疾患のメカニズムⅠ：Ⅰ型アレルギー

Stage 61 アレルギー反応とは？
ホコリや花粉なんかにいちいち反応するな！

　ここからは免疫疾患の代表である「アレルギー」について解説します．アレルギー（反応）は免疫学において非常に重要なテーマですので詳しく見ていきましょう．

私たちを悩ませるアレルギー疾患

　アレルギーという言葉から連想するのは「サバやカニを食べたら蕁麻疹が出た」というようなエピソードではないでしょうか．でもこの場合，サバやカニが腐っていたというわけではありませんね．もしそうならばアレルギーではなく下痢や腹痛となる「食中毒（感染症）」です．どんなに新鮮な魚であっても，その魚にアレルギーのある人ならば蕁麻疹は出てしまうものです．また，スギなどの花粉が飛ぶ季節になると鼻や目がかゆくなる「花粉症」で困っている人も多いと思います．花粉症もみなさんご存知のようにアレルギー疾患の代表です．ほかにもアナフィラキシーショック，気管支喘息，アトピー性皮膚炎など数々のアレルギー疾患がありますが，「アレルギー」はどうして生じてしまうのでしょうか．

図61　アレルギー疾患

アレルギー　過剰な免疫防御反応

アレルギー疾患
・花粉症
・アナフィラキシーショック
・気管支喘息
・アトピー性皮膚炎

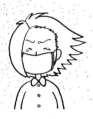

関連項目▶自己抗体→Stage 74

アレルギーとは？

「アレルギー」を一言で表現するならば，それはズバリ「過剰な（必要のない）免疫防御反応」のことです．化膿菌やウイルスなどの病原微生物が体に侵入したときは，Chapter1〜3で勉強した「免疫防御反応」にがんばって働いてもらわないと困ります．しかし，人間はそんなに悪さするものばかりにさらされている（曝露されている）わけではありません．

たとえば，ほこり（ハウスダスト）や花粉なんかは常に体内に入ってきていますが，これらは別に体内に入ったからといってそれほど悪さをしません．よほど量が多くない限り放っておいていいのです．ところがアレルギー体質の人は，そんなどうでもいい抗原に対してまでやたらと免疫防御が働いてしまいます．しかもやっかいなことにそれが普通の防御反応と違う，ちょっと変な防御反応を起こしてしまうのです（→ S62）．そしてそのおかしな防御反応によって，アレルギー性疾患が生じてきます．

自己免疫疾患

過剰な防御反応は，常に外から来た抗原に対するものとは限りません．たとえば何を勘違いしたのか，自分自身の体の成分（自己抗原）に対する抗体，すなわち「自己抗体」をつくり，自分自身を攻撃してしまう異常な防御反応も存在します．それもアレルギー反応の1つで，それが原因で生じる疾患を「自己免疫疾患」といいます（→ S74）．

POINT 61

◆ アレルギー：過剰な（必要のない）免疫防御反応
◆ 自分自身の体の成分（自己抗原）に対する抗体：「自己抗体」
◆ 自己抗体によって生じる病気→自己免疫疾患

Chapter 8　過剰・異常な免疫による疾患のメカニズムⅠ：Ⅰ型アレルギー

Stage 62　Ⅰ型アレルギー①アレルギー体質とは？
IgEはどこからくるのか？

アレルギー反応は大きくⅠ型〜Ⅳ型に分類されますが，ここからしばらくは最も重要なⅠ型アレルギーの解説をしていきます．

身近な病気，Ⅰ型アレルギー

Ⅰ型アレルギーに分類されるアレルギー疾患は，**蕁麻疹，アナフィラキシー反応，アレルギー性鼻炎（花粉症），気管支喘息，アトピー性皮膚炎，食物アレルギー**などがあります．これらは比較的原因となる抗原が予想されやすく，みなさんも「これは○○に対するアレルギーだ」と身近に感じるアレルギーですね．たとえば，蕁麻疹は魚介類，アナフィラキシーはハチ毒，喘息やアトピー性皮膚炎はダニやホコリ，食物アレルギーは卵や牛乳…といったものがそれぞれ代表的な原因抗原となっています．このようにもともとの原因物質はある程度わかるのですが，そこからどのようなメカニズムで病気が生じているのかが問題ですね．ではこれからⅠ型アレルギー疾患が生じるメカニズムを追っていきましょう．

Ⅰ型アレルギーのストーリー

Ⅰ型アレルギーの原因をひとことでいえば，それは**「特定の抗原に対するIgEの産生」**です．ではIgEはどこからつくられるのでしょうか．

IgEも抗体ですからやはりB細胞（形質細胞）からつくられます．ということはやはり「体液性免疫」が作動しています．**図62**を見てください．いま，ダニが体内に侵入したと仮定しましょう．ダニは細胞外寄生の微生物なので，それに対して体液性免疫が働くのはいいのですが，抗原（と体質）によっては**Th2＞＞Th1に大きく偏ってしまうため，IgEの産生が生じてしまいます**．図を見ながら以下の「Ⅰ型アレルギーのストーリー」を確認してください．

154　関連項目▶ 体液性免疫→Stage 16

【Ⅰ型アレルギーの基本的なストーリー】
ダニなどアレルギーを引き起こしやすい抗原の侵入
→①マクロファージ，樹状細胞，マスト細胞のTLRによる抗原認識
→②炎症性サイトカインやPGE2の産生
→③抗原提示細胞が抗原を取り込み，CD4＋ナイーブTに抗原提示
→④ナイーブTがTh2（＞Th1）に分化，IL-4（＞IFN-γ）などを放出
→⑤それによりB細胞がさらに増殖・分化して形質細胞へ
→⑥ IL-4の過剰状態だとクラススイッチはIgEへ

ダニにアレルギーがある人でも，抗原が普通の細菌ならばちゃんと細菌抗原に対するIgGが産生されるのに，ダニだとTh2＞＞Th1という過剰な偏りが生じ，IgE産生が強まります．この特定の抗原によって**IgEが産生されやすい性質**のことを**アトピー性（atopy）またはアトピック（atopic）**といいます．

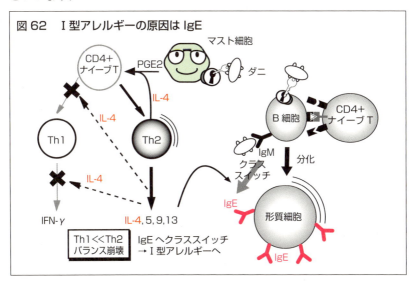

図62 Ⅰ型アレルギーの原因はIgE

POINT 62

◆ IgEも当然「抗体産生のストーリー」にしたがってつくられる
◆ 特定の抗原によってIgEができやすい性質
　　→「アトピー性（アトピック）」

Chapter 8 過剰・異常な免疫による疾患のメカニズムⅠ：Ⅰ型アレルギー

Stage 63　Ⅰ型アレルギー②　マスト細胞
Ⅰ型アレルギーの主役！（悪役ですが…）

ダニに対してアトピックな体質の人が「抗ダニIgE」を産生してから，どのような免疫（アレルギー）反応が生じるのか見ていきましょう．

マスト細胞の活性化

その人の体内にダニ抗原が侵入するとB細胞→形質細胞から「抗ダニIgE」がつくられ，そのIgEはダニ抗原に結合します（**図63**）．ここでもしIgEがIgGであったならば，好中球がその抗原を貪食して一件落着です．好中球が貪食するのはIgGのFc部分に対する受容体：FcγRをもっているからでしたね（→S32）．一方，**IgEのFc部分に対する受容体をもつ細胞の代表は，「マスト細胞（肥満細胞）」**です．マスト細胞がもつIgEの受容体は**FcεRⅠ**（読み方：Fcイプシロン・レセプター・ワン）です．このFcεRⅠによってマスト細胞はIgEと結合します．しかし，ただのIgEが結合してもマスト細胞の動きは活発になりません．**マスト細胞の活性化は，**

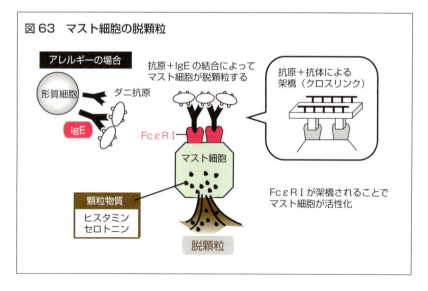

図63　マスト細胞の脱顆粒

抗原と結合したIgEが2つ以上のFcεRIにまたがって結合したときに生じます．このように「抗原+抗体」によってFc受容体に架け橋ができることを「Fcレセプターの架橋（クロスリンク）」といいます（図63）．

マスト細胞の脱顆粒

　マスト細胞のさらに重要な特徴は，塩基性色素に染まる顆粒をもち，その顆粒には「ヒスタミン」「セロトニン」など種々のケミカルメディエーターが含まれているということです．そして，抗原+IgEによってFcεRIが架橋されるとマスト細胞は活性化し，その顆粒を外に放出するのです（図63）．

　このように，中に顆粒をもつ白血球すなわち，顆粒球（好中球，マスト細胞（好塩基球），好酸球）が刺激を受け，活性化して外に顆粒物質を放出することを「脱顆粒」といいます．

マスト細胞の類似品「好塩基球」

　マスト細胞とほとんど同じ性質をもつ細胞に「好塩基球」があります．好塩基球もFcεRIをもち，マスト細胞と同じような顆粒ももっているので働きも似ているのですが，マスト細胞は組織に存在するのに対し，好塩基球は血液中にほんの数％存在するのみです．かといって「単球（血液）→マクロファージ（組織）」の関係のように好塩基球がマスト細胞になるわけではありません．マスト細胞はまだ未熟な段階で骨髄から脱出し，組織に出てから分化すると考えられています．

POINT 63
◆ I型アレルギーのストーリー（続き）
　→⑦IgEが抗原と結合し，マスト細胞のFcεRIを架橋
　→⑧マスト細胞がヒスタミン，セロトニンなどを脱顆粒

Chapter 8 | 過剰・異常な免疫による疾患のメカニズムⅠ：Ⅰ型アレルギー

Stage 64　Ⅰ型アレルギー③ 脂質メディエーター
炎症を引き起こす直接の原因物質

　Ⅰ型アレルギーの主役であるマスト細胞は，活性化すると脱顆粒を起こします．このとき，ヒスタミンなどのもともともっていた顆粒物質を放出するだけでなく，活性化することで新たに化学伝達物質を産生し，分泌します．ところで「**化学伝達物質（ケミカルメディエーター）**」というのは血管の拡張・透過性亢進を誘導したり，各白血球を遊走させたり，組織を分解したりと，とにかく**ほかの細胞になんらかの影響を及ぼす炎症性物質の総称**です．一般にケミカルメディエーター*は脂質，とくに**アラキドン酸という脂肪酸から代謝・産生されるため**，近年は「**脂質メディエーター**」とよばれます．**ヒスタミン等のもとからもっていた顆粒物質**も脂質メディエーターですが，ここでは**活性化したマスト細胞が新たに産生する脂質メディエーター**について注目してみましょう．

アラキドン酸カスケード

　マスト細胞が抗原＋IgEによって刺激を受けると，その細胞内に「**ホスホリパーゼA2**」という酵素が産生されます．ホスホリパーゼA2は核膜あるいは細胞膜のリン脂質に作用し，そこから「アラキドン酸」を遊離させます（図64）．この**アラキドン酸**という物質は，Ⅰ型アレルギー反応に重要なだけでなく，ほかのすべての「炎症」にも関わる重要な物質です．なぜ重要かというと，マスト細胞に限らずいろいろな細胞がこの「**アラキドン酸」を原料としてさまざまな脂質メディエーターを産生し，細胞外に分泌する**からです．そしてアラキドン酸がもとになってさまざまな脂質メディエーターが滝（カスケード）のように合成される様子を「**アラキドン酸カスケード**」といいます．

　さて，アラキドン酸は次に大きく2つの方向へと変化します．1つは**シ**

---

*ケミカルメディエーター──ケミカルメディエーターは炎症の話で登場することがほとんどなので，「炎症性（脂質）メディエーター」といってもほぼ同じです．

158　関連項目▶ 脂質メディエーター→ Stage 65，COX → Level Up 9

クロオキシゲナーゼ（COX）という酵素によって**プロスタグランジン（PG）**や**トロンボキサン（TX）**に生成される方向と，もう一方の酵素，**リポキシゲナーゼ**によって**ロイコトリエン（LT）**に生成される方向です（**図64**）.

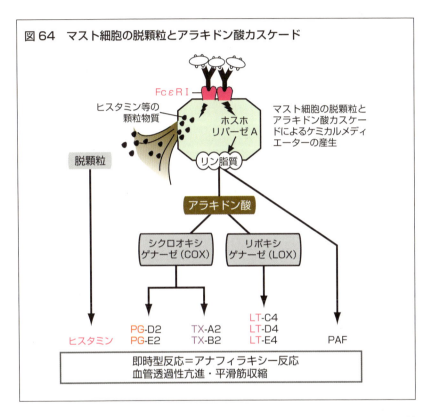

図64　マスト細胞の脱顆粒とアラキドン酸カスケード

また，アラキドン酸カスケードからではありませんが，細胞膜リン脂質から**血小板活性化因子（PAF）**もつくられます.

物質名が多くて大変ですが，ここで挙げた脂質メディエーターはすべて非常に重要なものなので，がんばって覚えてください（略語もよく使われるので慣れてください！）.

POINT 64

◆ 脂質メディエーター（化学伝達物質）
　：ほかの細胞になんらかの影響を及ぼす炎症性物質の総称
◆ 細胞膜リン脂質→アラキドン酸カスケードからさまざまな脂質メディエーター（PG，TX，LT）が生まれる

Chapter 8 過剰・異常な免疫による疾患のメカニズムⅠ：Ⅰ型アレルギー

Stage 65 Ⅰ型アレルギー④ 即時型アレルギー反応

蕁麻疹や花粉症には抗ヒスタミン剤！

脂質メディエーターの働き

これまで登場した主な脂質メディエーターの働きを見てみましょう．下の表を見てください．

◆マスト細胞が出す主な脂質メディエーターと作用

ヒスタミン	血管透過性亢進，平滑筋収縮，かゆみ，PG産生促進
PGD2 PGE2	末梢血管拡張，Th2細胞・好酸球の遊走 発熱，血管透過性亢進
TXA2 TXB2	平滑筋収縮，血小板凝集 白血球の遊走
LTC4，LTD4， LTE4	強い平滑筋収縮，血管透過性亢進，気道分泌
PAF	血小板凝集，血管透過性亢進，平滑筋収縮， 好酸球・好中球の遊走

全部はなかなか覚えられませんね．そこで以下にPOINTをまとめたので，これだけはおさえてください．

memo　平滑筋収縮作用

多くの脂質メディエーターがもつ作用である「平滑筋収縮作用」というのは「気管支または腸管の平滑筋収縮」と考えてください．すなわちこれらの脂質メディエーターにより，気管支はギュッと締めつけられ閉塞ぎみになります．これが「気管支喘息」で，気管支を通る呼吸音がヒューヒュー，ゼーゼーと鳴り，呼吸が苦しくなります．腸管の場合はおなかが痛くなったり下痢が生じたりします．

POINT 65-1

- ◆ ほとんどが血管透過性亢進，平滑筋収縮作用をもつ
- ◆ ヒスタミンはかゆみを引き起こす
- ◆ PGはアレルギーだけでなくすべての炎症で重要．PGE2は発熱物質
- ◆ PGD2, PAFは好酸球の遊走を促す

関連項目▶即時型反応→Stage 62, Stage 64

脂質メディエーターによる「即時型反応」

　さて，これらの脂質メディエーターがマスト細胞からばらまかれることで生じるアレルギー反応は，数分〜数十分とスピーディーに生じるため「即時型（アレルギー）反応」またの名を「アナフィラキシー反応」といいます（→図64）．

即時型アレルギー反応による病態の例

　蕁麻疹は短時間で突然発症しますね．そして皮下にある血管の拡張と透過性亢進により，水が組織に漏れ出てくるので皮膚が盛り上がってボコボコになります．蕁麻疹はほとんどの場合，抗ヒスタミン剤によって改善します．また，蜂アレルギーで有名な「アナフィラキシー（反応による）ショック」もその典型例です．過去に蜂に刺され蜂毒に対するIgEをもっている（または抗蜂毒IgEができやすい）人は，2回目以降の蜂刺されでこの即時型アレルギー反応が生じやすく，急激な全身の血管拡張・血管透過性亢進のために血圧が低下してしまいます．アナフィラキシーショック*はひどいときには死に至ることがあるので，早急にアドレナリン（血管収縮剤）を注射する必要があります．これは国試では超超頻出です！

　花粉症やアレルギー性鼻炎は，ヒスタミンを代表とする脂質メディエーターによって鼻粘膜の血管が拡張・透過性亢進するため水分（鼻汁）が増えます．またヒスタミンのせいで，鼻や目がかゆくなったりします．治療は抗ヒスタミン剤を含む抗アレルギー剤やLT受容体の拮抗剤が使われます．

POINT 65-2

◆ マスト細胞→脂質メディエーター→「即時型アレルギー反応」
◆ 即時型アレルギー反応による疾患
　・蕁麻疹　　　　　　　　　←皮下の血管の透過性亢進
　・アナフィラキシーショック　←全身の血管拡張・透過性亢進
　・花粉症・アレルギー性鼻炎　←鼻粘膜の血管の透過性亢進
　・気管支喘息　　　　　　　←気管支平滑筋の収縮

＊アナフィラキシーショック——医学用語で「ショック」というのは血圧が下がってしまうことです．

Chapter 8 過剰・異常な免疫による疾患のメカニズムⅠ：Ⅰ型アレルギー

Stage 66 Ⅰ型アレルギー⑤ 遅延型反応への移行
なぜアトピー性皮膚炎は治りにくいのか？

　Ⅰ型アレルギーが原因となる病気の1つに「アトピー性皮膚炎」があります．ところで蕁麻疹はともかく，花粉症・アレルギー性鼻炎，気管支喘息，またとくにアトピー性皮膚炎はスッキリ完璧に治すのはかなり難しい病気です．「これでアトピーが治る！」「喘息は○○で治せ！」といったあやしげな本が書店にいっぱい並んでいるのも，症状がなかなかよくならないが故のことなのでしょう（→ memo）．なぜこれらのアレルギー疾患は治療が難しいのでしょうか．

脂質メディエーターを抑える薬は存在するが…

　実は，Ⅰ型アレルギーの病態が「マスト細胞の脂質メディエーター放出」で終わりであれば，治療はそれほど難しくはないのです．なぜなら，ヒスタミン遊離を抑えたり，ヒスタミンを受け取る側の受容体をブロック（拮抗）する薬はもうあります．PG 産生を抑制する薬もあります．TX 受容体の拮抗剤もあります．LT 受容体拮抗剤，PAF 拮抗剤…すべて「抗アレルギー薬」として，すでに存在しているのです．

　これらの薬を飲めばⅠ型アレルギー疾患は治るはずだと思いませんか？でも完璧にはなかなか治らないのが現実です．なぜでしょうか？

「即時型反応」から「Th2 細胞による遅延型反応」へ

　その理由は，IgE ＋マスト細胞による「即時型反応」の後に続く，「遅延型反応（Th2 による）」が存在するためです（図66）．このⅠ型アレルギーに続いて生じる「Th2 による遅延型反応」というのは，Stage 21 で説明した「Tc 細胞による細胞性免疫（遅延型反応）」や，後で登場する「遅延型過敏反応」とは別物です．「Th2 による遅延型反応」と，後者2つの「Th1・Tc による遅延型（過敏）反応」は「抗体を介さない細胞性の遅い反応」という意味で，両者ともⅣ型アレルギーに分類されます（これも教科書に

162　関連項目　脂質メディエーター→ Stage 64，好酸球→ Stage 67，Level Up 10

よってそう分類されない場合もある)が，中身はまったく別物です．Ⅳ型アレルギーについてはまた後で解説します（→ S75）．

さて，即時型反応に続く遅延型反応ではどんなことが生じるのかを見てみましょう．そこで登場する主役（やはり悪役ですが）の細胞が**好酸球（Eosinophil）**という炎症細胞です（図66）．

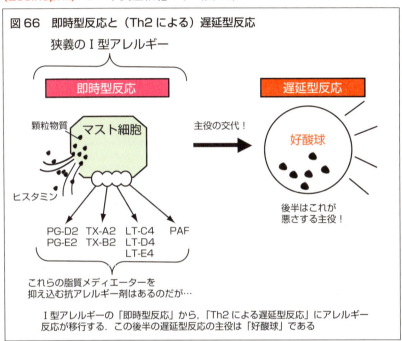

図66 即時型反応と（Th2 による）遅延型反応

Ⅰ型アレルギーの「即時型反応」から，「Th2 による遅延型反応」にアレルギー反応が移行する．この後半の遅延型反応の主役は「好酸球」である

アトピービジネス

memo　書店の医学コーナーにはⅠ型アレルギー疾患の民間療法をすすめる本が多く並んでいます．しかしそのような本は実は「その民間療法をすすめることによって商品を売ることを目的とした広告のための本」であることが多いのです．このように，病気のコントロールが難しいアトピー性皮膚炎患者を対象に民間療法を推奨し，営利を追及する活動のことを「アトピービジネス」といいます．この「アトピービジネス」という概念を明確に提唱したのは金沢大学の皮膚科教授・竹原和彦先生で，竹原先生の著書『アトピービジネス私論』（先端医学社）に詳しくその実態が書かれています．アトピー性皮膚炎の治療について悩んでいる患者さんやそのご家族にはぜひ一読することをおすすめします．

POINT 66

◆ Ⅰ型アレルギーの「即時型反応」の後に続く「Th2 による遅延型反応」（Ⅳ型アレルギーに分類されることがある）が存在する
◆ Th2 による遅延型反応では，「好酸球」が主役の炎症細胞となる

Chapter 8　過剰・異常な免疫による疾患のメカニズムⅠ：Ⅰ型アレルギー

Stage 67　Ⅰ型アレルギー⑥ 好酸球による慢性炎症
こいつのせいでアレルギーは長引く！

「Th2による遅延型反応」以降は，教科書によってはⅣ型アレルギーに分類されることもありますが，ストーリーがつながっていますのでこのままⅠ型アレルギーのストーリーとして続けていきます．本当の（一般的な）Ⅳ型アレルギーについては，また後で紹介します．

Th2系サイトカインが好酸球を助長させる

さて，「Th2による遅延型反応」の主役である**好酸球**も，やはり骨髄の多能性幹細胞から分化してきます（→図40）．好酸球はIL-3，IL-5，GM-CSFといったサイトカインの存在によって増加しますが，とくに**好酸球の増殖，遊走，活性化に重要なのはIL-5**です．これらの**好酸球増殖を促すサイトカインは，主にTh2細胞（一部マスト細胞）から産生**されます（**図67**）．Th2細胞はIL-4などを産生して抗体産生を促しますが，Ⅰ型アレルギーでIgEがつくられているということは，当然Th1とTh2のバランスはかなりTh2に偏っています（→S44）．また**活性化したマスト細胞も脂質メディエーターのほかにIL-4などいくつかのサイトカインを産生**します．IL-4はTh2細胞をさらに増殖，活性化することになります．

好酸球の遊走と活性化→遅延型反応

次に好酸球が増殖した後，Th2細胞から産生される**CCL5（RANTES）**，マスト細胞から産生される**PGD2，PAF**，上皮細胞から産生される**CCL5，CCL11（Eotaxin）**などの好酸球に対するケモカインによって，好酸球は局所により寄せられます（**図67**）．好酸球は皮膚や気管支，鼻粘膜などの局所により寄せられると，そこでさらにさまざまなサイトカインや接着分子の刺激を受け，活性化し**脱顆粒**を起こします．そして好酸球が放出するECP（Eosinophil Cationic Protein），MBP（Major Basic Protein）などの炎症性物質によって**組織の慢性的な炎症**，破壊が生じます．これがⅠ

型アレルギーの後に続く「遅延型反応」の実態です．この遅延型反応は即時型と違ってやたらと長引き，**慢性的なアレルギー性炎症を引き起こします**．アトピー性皮膚炎，気管支喘息，アレルギー性鼻炎が，Stage 65 と 66 で勉強した**マスト細胞からの脂質メディエーターの抑制だけでよくならないのは，この遅延型反応がなかなか改善されないため**なのです．

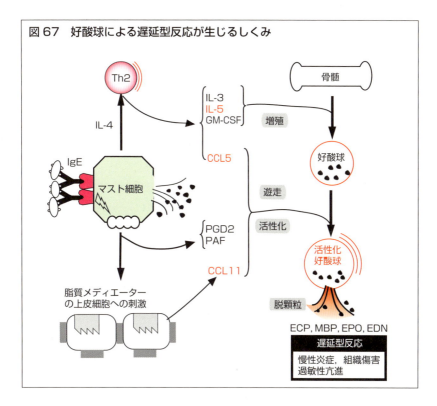

図 67　好酸球による遅延型反応が生じるしくみ

好酸球も抗原提示する！

memo　実は好酸球もナイーブ T や Th2 細胞へ抗原提示をする能力をもっています．それによって Th2 を増やして Th2 系サイトカインの流れを延々と持続させ，自ら好酸球性炎症を持続させます．

POINT 67

◆ IL-5　→好酸球の増殖・活性化
◆ PGD2，PAF，CCL5，CCL11 →好酸球の遊走・活性化
◆ 好酸球からの脱顆粒物質：ECP，MBP など
◆ 遅延型反応：慢性的な好酸球性炎症

165

Chapter 8　過剰・異常な免疫による疾患のメカニズムⅠ：Ⅰ型アレルギー

Stage 68　Ⅰ型アレルギー⑦　Ⅰ型アレルギー疾患の特徴
Ⅰ型アレルギー疾患には2つの顔がある！

好酸球の上昇はⅠ型アレルギーを示唆する

　一般に健常人では好酸球は全白血球のうち数％しかないのですが，アトピー性皮膚炎や気管支喘息，アレルギー性鼻炎の（とくに状態の悪い）人では血液中の好酸球の増加が認められます．ですから，採血して好酸球の割合が高い人はⅠ型アレルギー疾患が疑われます（さらにIgEも高ければほぼ間違いありません）．ただしⅠ型アレルギー疾患の患者すべてに血液中の好酸球増加が認められるわけではなく，同じようなアレルギー症状でも末梢血好酸球の値は人それぞれです．それでも**アトピー性皮膚炎患者の皮膚，喘息患者の痰，アレルギー性鼻炎患者の鼻汁といった炎症局所からは好酸球が高率に認められます．**

Ⅰ型アレルギー疾患の二面性

　一方，**蕁麻疹やアナフィラキシー反応は「即時型反応」だけで終わることがほとんどで**，好酸球が上昇することは極めてまれです．
　アレルギー性鼻炎・花粉症は「即時型」「遅延型」両方の面があります（**図68**）．たとえば花粉症患者が花粉の飛んでるところにいけば，すぐにくしゃみや鼻水が出るでしょう．それは**「即時型反応：マスト細胞からの脂質メディエーター」**によるものです．しかし花粉症患者の人は，家に帰って閉めきった部屋にいてもその時期にはずっとグズグズしていますね．それは**「遅延型反応：好酸球による慢性アレルギー性炎症」**が生じているからなのです．また気管支喘息の場合，喘息発作として気道平滑筋がギュッと締めつけられるのは即時型反応で生じる脂質メディエーターによる影響が大きいですが，喘息がなかなか完治しないのは**「気道の好酸球性慢性炎症」**によるところが大きいようです．そういう意味では喘息はやや「遅延型反応」の面が強く，**アトピー性皮膚炎の場合は皮膚の慢性炎症・組織傷害な**

ど「遅延型反応」の面ばかりが目立っています（図68）．ただし，遅延型反応の側面が強い疾患でもここで挙げた疾患はあくまでⅠ型アレルギー疾患で，Ⅳ型アレルギー疾患とよぶことはありません（「Th2によるⅣ型アレルギーの側面をもつ」という程度の表現が適切と思われます）．

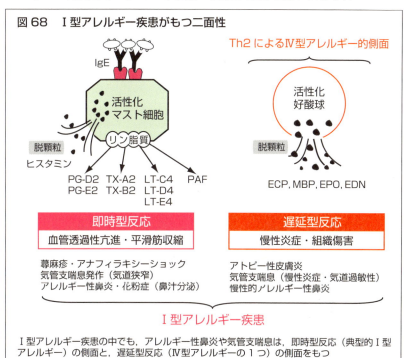

図68　Ⅰ型アレルギー疾患がもつ二面性

Ⅰ型アレルギー疾患の中でも，アレルギー性鼻炎や気管支喘息は，即時型反応（典型的Ⅰ型アレルギー）の側面と，遅延型反応（Ⅳ型アレルギーの1つ）の側面をもつ

Ⅰ型アレルギーの治療薬

memo　脂質メディエーターによる即時型反応には抗ヒスタミン剤やLT受容体拮抗薬がよく使われます．とくに抗ヒスタミン剤はかゆみや鼻汁に対してよく効くのですが，眠くなるという副作用があります．一方，**好酸球による炎症に対しては副腎皮質ステロイド薬**が使われます．ステロイドは非常によく効くいい薬なのですが，**好酸球だけでなくすべての白血球の働きを止めてしまう**作用をもっています．そのため感染に弱くなるなどの副作用があり，一部の偏ったメディアから「危険な薬」と非難されることがあります．しかし医師の指示で正しく使用すればまったく危険な薬ではありません．

POINT 68

◆ 即時型反応による：蕁麻疹，アナフィラキシー反応，花粉症発作時
◆ 遅延型反応による：アトピー性皮膚炎，気管支喘息，慢性的アレルギー性鼻炎

Chapter 8 　過剰・異常な免疫による疾患のメカニズムⅠ：Ⅰ型アレルギー

Stage 69　体液性免疫を介さないⅠ型アレルギーの機序
IgEの上がらないⅠ型アレルギーの原因はこれだ！

　ここまで過剰な体液性免疫，とくに IL-4 の過剰から IgE が産生されるストーリーによるⅠ型アレルギーを詳しく解説してきました．しかし実際の臨床においては，Ⅰ型アレルギー疾患でも血清 IgE が上がっていない患者さんはたくさんいます．というか，現実的にはそちらのほうが多いのです．ちなみに成人喘息患者の6割以上で血清 IgE は上がっていません．そういうタイプの喘息は「非アトピー型」または「IgE 非依存型」喘息とよばれます．でも喘息であることには間違いなく，気道では好酸球による慢性炎症が生じています．Level Up 5 で述べましたが，すべての免疫反応を Th1/Th2 セオリーで説明するには限界があり，自然免疫～Th1/Th2 のストーリーを介さずに炎症細胞を直接活性化させる経路があることがわかってきました．その代表的なストーリーが，自然免疫細胞である自然リンパ球（ILC）（→ S52）が中心となるストーリーです．ここでは，体液性免疫の過剰（IgE の過剰）を飛び越えてⅠ型アレルギー（好酸球性炎症）が発症する機序を紹介します．ウイルスの気道感染で（Th1/Th2 セオリーでは Th1 ＞ Th2 となるはずが）喘息が増悪するストーリーを例にします．

上皮細胞が異物を認識し，TSLP，IL-25，IL-33 を産生

　異物をおおまかに判断する TLR はマクロファージ，樹状細胞などの免疫細胞だけでなく，実は上皮細胞や線維芽細胞にも存在します．気道上皮細胞も TLR によりある程度病原体の侵入を感知できます．例えばウイルス感染を認識した気道上皮細胞は TSLP（Thymic stromal lymphopoietin），IL-25，IL-33 といった ILC2 を活性化するサイトカインを産生します（図69）．

TSLP，IL-25，IL-33 の作用

　TSLP は病原微生物，タバコの煙や Th2 系サイトカインによって気道上皮細胞から産生されるサイトカインです．また TSLP は，樹状細胞や T

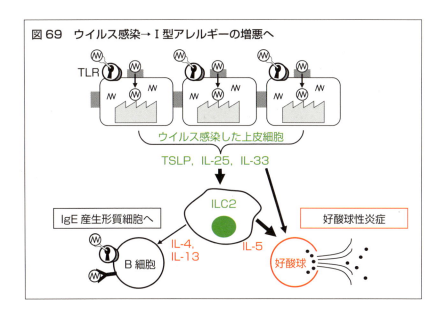

図69 ウイルス感染→Ⅰ型アレルギーの増悪へ

細胞に作用することで Th2 細胞の誘導に関与しています．**IL-25 は気道上皮細胞，Th2 細胞，マスト細胞，マクロファージなどから産生され，ILC2 を強力に活性化**します．**IL-33 は ILC2 だけでなく，好酸球，マスト細胞を強力に活性化**するサイトカインで，TSLP と IL-33 の遺伝子は喘息の主要な罹患遺伝子と考えられています．

活性化した ILC2 は Th2 細胞とほぼ同じサイトカインを産生

上記のサイトカインによって ILC2 は活性化すると，**IL-4，IL-5，IL-13 といった Th2 細胞とほぼ同じサイトカインを産生します．好酸球は IL-5 によって増殖・活性化**しますし，**IL-33 によっても直接活性化**します．

このように，Th1/Th2 セオリーを介さずに，ウイルス感染によっても好酸球性炎症（Ⅰ型アレルギー）が発症（増悪）するストーリーが解明されています．

POINT 69

- ◆ 気道上皮細胞は，病原微生物などの異物の認識によって TSLP，IL-25，IL-33 を産生する
  → これらが ILC2 を活性化．IL-33 は直接好酸球も活性化
- ◆ 活性化した ILC2 は IL-4，IL-5，IL-13 を産生する
  → 結果的に Th2 系サイトカインによって生じるⅠ型アレルギーへ

Chapter 8 過剰・異常な免疫による疾患のメカニズムⅠ：Ⅰ型アレルギー

Level Up ❾　アスピリン喘息

　気管支喘息の人にアスピリン（アセチルサリチル酸），ロキソプロフェン，インドメタシン，イブプロフェンなどの酸性解熱・鎮痛薬を投与すると重篤な喘息発作を生じさせることがあります．それが「アスピリン喘息」とよばれるもので，気管支喘息の人に解熱・鎮痛薬を投与する場合は細心の注意が必要です．**とくに鼻ポリープ（鼻茸）をもつ女性はその頻度が高く要注意**です．ここで，アスピリン喘息が生じる原因の1つと考えられているメカニズムを紹介しましょう．

　上記のような酸性**解熱・鎮痛薬**はどんな薬剤なのかというと，アラキドン酸カスケードで登場する**「シクロオキシゲナーゼ（COX）」という酵素をブロックする**効果をもっています（**図 64** を見ながら読んでください）．COXをブロックすることによって**PGの産生を抑制し，発熱や痛みなどの炎症症状を抑え込もう**というわけです．

　しかし図64をもう一度見てください．COXをブロックすると，アラキドン酸カスケードは何となく反対側の酵素リポキシゲナーゼ（LOX）の方向に余計に多く行くような気がしませんか？　そしてリポキシゲナーゼによって産生されるのはLTですね．PG，TXもそれなりに気道の平滑筋収縮作用はあるのですが，実はこれらの脂質メディエーターのなかで**LTは最も平滑筋収縮作用が強い**物質なのです．このようにアスピリン喘息はCOX阻害によって引き起こされるLTの過剰生産が原因の1つと考えられています．

　ちなみに酸性でない解熱・鎮痛薬としては，アセトアミノフェンや，チアラミド塩酸塩（塩基性）があり，効きはやや弱いのですが，喘息患者さんにはそれらが推奨されます．喘息かどうかわからない場合は，アセトアミノフェンが無難な選択です．喘息やアレルギー体質だという人には，チアラミドにしておきましょう．

POINT
◆アスピリンなどの酸性解熱・鎮痛薬は COX を阻害している
◆ LT は平滑筋収縮作用が最も強力
◆非酸性の解熱・鎮痛薬：アセトアミノフェン，チアラミド塩酸塩

Level Up ⑩　好酸球は何のためにある？

　ここまで登場した数々の免疫細胞について，好酸球以外の免疫細胞の良い意味での存在意義はわかるのですが，好酸球とIgEはいったい何のためにあるのでしょう？　ただ，アレルギーを起こすだけの悪者なのでしょうか？

　好酸球とIgEはいまでも寄生虫のマーカーとして知られています．好酸球がもつ顆粒（MBP，ECP，EPO）は，蠕虫（ぜんちゅう）という寄生虫に対して毒性をもっており，こうした寄生虫の神経を働かなくする作用をもっています．また，寄生虫に感染すると主にマスト細胞からヒスタミンやロイコトリエン（LT）が分泌されますが，**好酸球はヒスタミンを分解するヒスタミナーゼやLTを中和するアリールスルファターゼも産生**します．そのため，**好酸球は「寄生虫を防御する」ことと「寄生虫によるアレルギーを収束に向かわせる」ことのための細胞**と考えられていました．しかし，寄生虫感染がほとんどなくなった現代（先進国）では，この2つの役割がほとんど必要でなくなり，寄生虫以外の抗原で生じてしまうアレルギーを慢性化させる悪玉免疫細胞と評価されています．現在でも（寄生虫防御以外で）好酸球とIgEの本質的な（良い意味での）存在意義はあまり解明されていません．現在のところは，好酸球が上がって「何かいいことが起こっている」ことはまずないので，皆さんは好酸球の上昇を見たら，何かおかしい（アレルギー性の）病態が生じていると考えてよいでしょう．以下に，好酸球が上がりやすい疾患を挙げましたので，とりあえず皆さんは国試勉強としてそれらを覚えておいてください．

POINT　◆末梢血好酸球が上がりやすい疾患（※常にとは限らない）
・**寄生虫感染**　・**好酸球性○○○という病名の疾患**
・Ⅰ型アレルギー（またはⅣ型のTh2遅延型アレルギー）に分類される疾患：アレルギー性鼻炎，気管支喘息，アトピー性皮膚炎
・**アレルギー性気管支肺アスペルギルス症（ABPA）**
・**Churg Strauss症候群（好酸球性多発血管炎性肉芽腫症）**
・**サルコイドーシス**　・木村氏病（軟部好酸球肉芽腫症）
・薬物アレルギー（の一部）

Chapter 8　過剰・異常な免疫による疾患のメカニズムⅠ：Ⅰ型アレルギー

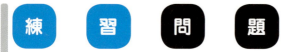

問1　「アレルギー」を一言で表現すると？

問2　Ⅰ型アレルギーの原因を一言で述べよ．

問3　ある抗原によってIgEができやすい性質（体質）のことを何というか？

問4　クラススイッチをIgEに向かわせるTh2系サイトカインは？

問5　マスト細胞がもつIgE受容体の名前をいえ．

問6　マスト細胞の脱顆粒によって放出される脂質メディエーター1つと，アラキドン酸カスケードからつくられる脂質メディエーター3種を挙げよ．

問7　マスト細胞が産生する脂質メディエーターのほとんどがもつ作用を2ついえ．

問8　アナフィラキシーショックに対してすぐに投与すべき治療薬は？

問9　アレルギー性鼻炎に対する主な内服薬を2つ挙げよ．

問10　マスト細胞から産生される脂質メディエーターを抑制する治療薬は存在するのに，それだけでは喘息やアトピー性皮膚炎などのⅠ型アレルギー疾患の治療が困難である理由は？

問11　前問の解答となる炎症細胞の増殖・活性化に最も重要なサイトカインは？

問 12 好酸球の遊走・活性化に重要な物質・ケモカインを 3 つ以上挙げよ．

問 13 好酸球が放出する炎症性顆粒物質を 2 つ挙げよ．

問 14 好酸球による炎症を抑えるために必要な治療薬の代表は？

問 15 IgE の上昇を認めない喘息のことを何とよぶか？

問 16 ウイルス感染を認識した気道上皮細胞が，ILC2（2 型自然リンパ球）に対しどんなサイトカインを産生するか？ 3 つ挙げよ．

問 17 それらのサイトカインによって刺激を受けた ILC2 はどのようなサイトカインを産生するか？ 3 つ挙げよ．

問 18 アスピリン等の酸性解熱・鎮痛剤はアラキドン酸カスケードのどの部分を阻害するか？

問 19 アスピリン喘息はどのような患者で頻度が高いか？

Chapter 8 過剰・異常な免疫による疾患のメカニズムⅠ：Ⅰ型アレルギー

解 答

問1：過剰な（必要のない）免疫反応
問2：特定の抗原に対するIgEの産生
問3：アトピー性（アトピック）
問4：IL-4
問5：FcεRI
問6：脱顆粒…ヒスタミン
　　　アラキドン酸カスケード…PG，TX，LT
問7：血管透過性亢進，平滑筋収縮
問8：アドレナリン（別名 エピネフリン）
問9：抗ヒスタミン剤（を含む抗アレルギー薬），LT受容体拮抗薬
問10：マスト細胞による（即時型反応）だけではなく，その後，好酸球による慢性
　　　炎症（遅延型反応）が続くため
問11：IL-5
問12：PGD2，PAF，CCL5（RANTES），CCL11（Eotaxin）
問13：ECP（Eosinophil Cationic Protein），MBP（Major Basic Protein）
問14：副腎皮質ステロイド薬
問15：非アトピー型（IgE非依存型）喘息
問16：TSLP，IL-25，IL-33
問17：IL-4，IL-5，IL-13
問18：シクロオキシゲナーゼ（COX）
問19：鼻ポリープ（鼻茸）をもつ女性

- ☐ II型アレルギー① 自己抗体
- ☐ II型アレルギー② ABO不適合輸血
- ☐ III型アレルギー① 血清病
- ☐ III型アレルギー② 膠原病その他
- ☐ 自己抗体と自己免疫疾患
- ☐ IV型アレルギー① Tcによる遅延型アレルギー反応
- ☐ IV型アレルギー② 移植片拒絶反応
- ☐ アレルギー反応のまとめ
- ☐ 先天性免疫不全① リンパ球の機能不全
- ☐ 先天性免疫不全② 好中球の機能不全
- ☐ 後天性免疫不全症候群：AIDS
- ☐ がんと免疫
- ☐ がん細胞に対する免疫療法
- ☐ ストレスと免疫① ストレスホルモン
- ☐ ストレスと免疫② アレルギーへの影響
- ☐ Chapter 9 練習問題・解答

Chapter 9
過剰・異常な免疫による疾患のメカニズムⅡ
I型アレルギー以外の免疫疾患

　I型アレルギーだけでもしっかり理解するのは結構大変でしたね．しかし，アレルギー（免疫の過剰・異常）による疾患はほかにもまだまだたくさんあります．またこの章では，逆に免疫が弱まる（免疫不全）疾患や，腫瘍に対する免疫（治療），ストレスと免疫の関係について解説します．

Chapter 9 過剰・異常な免疫による疾患のメカニズムⅡ：Ⅰ型アレルギー以外の免疫疾患

Stage 70 Ⅱ型アレルギー① 自己抗体

自分を攻撃してどうする！

　Ⅰ型アレルギーでは，Th2過剰によるIgE産生がその原因となるのでした．次に解説するⅡ型アレルギーではIgGやIgMが関わってくるのですが，それもやはり普通ではない抗体が原因となっています．

必要のない抗体がⅡ型アレルギーを引き起こす

　Ⅱ型アレルギー反応とは「**必要のない抗体によって補体が活性化し，細胞・組織傷害が生じる反応**」のことをいいます．

　必要のない抗体とは，
（1）**自分自身の体の成分（自己抗原）に対する抗体＝自己抗体**
（2）**外来抗原に対する抗体だがつくってほしくなかった抗体**

の2つの場合があります．とくに説明しなくても，読んだだけで必要なさそうだと感じますね．

　Ⅱ型アレルギー反応において，この「**必要のない抗体**」のクラスは**IgGかIgM**です．

自己抗体→補体の活性化→自分を攻撃

　ところでIgGとIgMの働きの共通点は何でしょう？ Stage 36の表〈抗体のクラスによる働きの違い〉を見てください．IgGとIgMは「**補体の古典的経路の活性化**」が得意であることがわかりますね．Ⅱ型アレルギーでは**必要のない抗体によって生じる**「**補体の古典的経路の活性化**」が，自分の体に悪い影響を与えてしまいます．

自己抗体による細胞傷害

　（1）の自己抗体によるⅡ型アレルギーの例に「**自己免疫性溶血性貧血**」があります．この疾患は「**自分の赤血球の膜成分に対する自己抗体（クームス抗体）**」がつくられてしまう病気です．その自己抗体は自分の赤血球

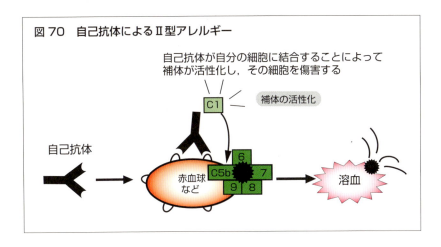

図70 自己抗体によるⅡ型アレルギー

膜に結合し，補体の活性化→免疫溶菌反応を引き起こします（補体の活性化についてはStage 30を復習してください）．相手が菌なら破壊してかまいませんが，この場合は自分の赤血球が破壊（溶血）されてしまうのですからたまりません．当然，貧血になり，溶血による症状である黄疸や**脾腫（壊れた血球を処理する脾臓が腫れる症状）**が生じてきます（**図70**）．

自己抗体による疾患はほかにも，抗血小板抗体によって血小板が壊れる**血小板減少性紫斑病**，甲状腺に対する自己抗体によって生じる**慢性甲状腺炎（橋本病）**，肺や腎臓の基底膜という部分に対する自己抗体による**Goodpasture症候群**，アセチルコリン受容体抗体によって神経伝達が障害される**重症筋無力症**など，やっかいな「自己免疫疾患」がいろいろあります．

POINT 70

◆ Ⅱ型アレルギー反応
　必要のない抗体によって補体が活性化→細胞・組織傷害
〈自己抗体によるⅡ型アレルギー疾患〉
　　自己免疫性溶血性貧血　　　←抗赤血球抗体
　　血小板減少性紫斑病　　　　←抗血小板抗体
　　橋本病（慢性甲状腺炎）　　←抗サイログロブリン抗体
　　Goodpasture症候群　　　　←抗基底膜抗体
　　重症筋無力症　　　　　　　←抗アセチルコリン受容体抗体

Chapter 9　過剰・異常な免疫による疾患のメカニズムⅡ：Ⅰ型アレルギー以外の免疫疾患

Stage 71　Ⅱ型アレルギー② ABO不適合輸血
血球と血清抗体の関係に注意！

　ここで少し血液型について考えてみましょう．「血液型」というと一般に赤血球の型を表し，A，B，AB，O型がありますね．ちなみにゴリラは全員B型だそうです．ところで，この血液型はどんな意味を表しているのかわかりますか？

血液型の意味するもの

　「自分の赤血球はA型」は，「**自分の赤血球上にA抗原が存在し，そのため血清中に抗A抗体はもたない（抗B抗体はもつ）**」ということを表しています．自分の体の一部（自己抗原）としてA抗原をもつ人は，抗A抗体がつくられないのです．そしてB型の人では同様に抗B抗体がつくられることはめったにありません．AB型では「赤血球にA抗原もB抗原も存在し，そのため抗A抗体も抗B抗体ももたない」，O型は「赤血球にA抗原もB抗原も存在せず，そのため抗A抗体と抗B抗体の両方をもつ」ということになります（図71-1）．

ABO不適合輸血

　赤血球輸血とは他人の赤血球のみを体に入れることで，もちろん血清に含まれる他人の抗体は取り除いてあります．輸血には必ず同じ血液型の赤血球が用いられます．

　あってはならないことですが，病院でこの血液型が間違われて輸血されるという事故が報告されています．それが「ABO不適合輸血」です．それでも，「A型の人にO型赤血球を輸血した」場合や「AB型の人にA型赤血球を輸血した」場合はそれほど大事故にはなりません．しかし，「A型の人にB型やAB型の赤血球を輸血」したらどうなるでしょうか？　すでに述べたように，**A型の人は血清に抗B抗体をもっています．そこにB抗原が表出したB型またはAB型赤血球が入ってくると**，当然抗原抗

178　関連項目▶ハプテン→Stage 39

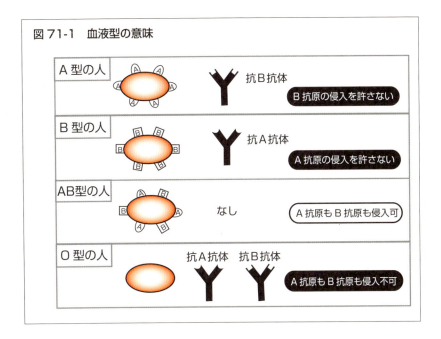

図71-1 血液型の意味

体反応が生じ,それによる補体の活性化によって**輸血した赤血球が破壊(溶血)**されてしまいます(**図71-2**).

ここのポイントは,A型の人の赤血球にA抗原があるからB型輸血がダメなのではなく,**A型の人は血清に抗B抗体をもっているからB型赤血球の輸血がダメ**という点です.

A型の人が,他人の抗原であるB抗原に対し抗B抗体をもっていることは当然のことなのですが,この不適合輸血が**「(2) 外来抗原に対する抗体だがつくってほしくなかった抗体」**によって生じるⅡ型アレルギー反応の代表です(→ S70).

この「つくってほしくなかった抗体」によるⅡ型アレルギー疾患はほかにもあります.たとえば,投与された薬物がハプテン(→ S39)として赤血球上の蛋白と結合し,それが抗原性(免疫原性)をもつ物質となってしまう「薬剤性溶血」や,Rh(-)型の母親が妊娠したときに生じることのある「**Rh式血液型不適合妊娠**」などが有名です.

Chapter 9 過剰・異常な免疫による疾患のメカニズムⅡ：Ⅰ型アレルギー以外の免疫疾患

図71-2　ABO 不適合輸血

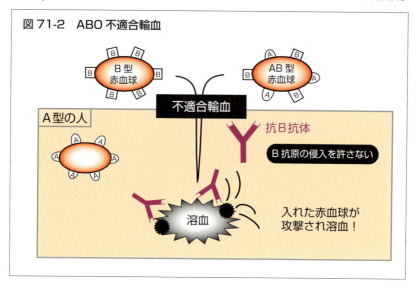

memo　血液型の判定

　たとえば太郎君の血液を遠心機にかけて赤血球と血清に分離します．そして太郎君の赤血球を2つのお皿に少量垂らしておき，そこに抗A抗体の試薬（抗A血清），抗B抗体の試薬（抗B血清）をそれぞれ垂らします．そうすると抗A抗体を垂らしたほうは血球が壊れて凝集し，抗B抗体を垂らしたほうは変わりませんでした．この時点で太郎君の血液型はわかりますね．この血液型検査のことを「オモテ試験」といいます．反対に，太郎君の血清にA型赤血球，B型赤血球を垂らすとB型赤血球を入れたほうだけに凝集が見られました．これを「ウラ試験」といいます．
　ところで答えは大丈夫ですね？　太郎君の血液型はA型です．

POINT 71

◆ A型の人は血清に抗B抗体をもっている
　→ B型，AB型赤血球を輸血するとそれが溶血
◆ つくってほしくなかった抗体によるⅡ型アレルギー疾患
　・ABO不適合輸血
　・薬剤性溶血
　・Rh式血液型不適合妊娠

Level Up ⓫　Rh式血液型不適合妊娠

　お母さんが妊娠したとき，赤ちゃんと母親は胎盤というものでつながっているのですが，母親の血液と胎児の血液が交通しているわけではありません．また，免疫に関わるもので母親から胎盤を通過して胎児に入っていけるのはIgG抗体だけで，ほかのクラスの抗体や白血球は通過することができません．ですから生まれた後は自分の免疫反応で抗体をつくらなければなりません．母親から受け継いだIgGがなくなる生後3～6か月頃がいちばん抗体量が減り，感染にもかかりやすくなります．その後は自己産生により増加し，5, 6歳でほぼ成人値となります．

　ところで赤血球の血液型にはABO式のほかにRh式血液型があり，ほとんどの人はRh（＋）型です．Rh（＋）というのは，「自分の赤血球にD抗原が存在し，そのため抗D抗体をもっていない」という意味です．さて，普通はRh（＋）型の人どうしが結婚することがほとんどなので，母親：Rh（＋），胎児Rh（＋）で問題は生じません．ところが数少ないRh（－）の女性が，Rh（＋）の夫の子を出産するときは，母親：Rh（－），胎児：Rh（＋）という状態が生じます．上記で述べたように赤血球は胎盤を通過しないのですが，いざ出産するときにはどうしても胎児の血液が母親の血液に少しは入ってしまいます．するとRh（－）の母親にとってRh（＋）すなわちD抗原は外敵となるので，「抗DIgG」をつくることになります．それで終わりならばいいのですが，その母親がまた妊娠して2人目のRh（＋）の胎児を身ごもったときにどうなるでしょう？　1人目の出産によりつくられやすくなった「抗DIgG」が胎盤を通過して2人目の胎児の赤血球を攻撃することになります．胎児の赤血球は溶血し，黄疸が生じます．これが「Rh式血液型不適合妊娠」とよばれるものです．

POINT
◆ 胎盤を通過できる抗体はIgGクラスだけ！（国試超頻出問題）

Chapter 9 過剰・異常な免疫による疾患のメカニズムⅡ：Ⅰ型アレルギー以外の免疫疾患

Stage 72 Ⅲ型アレルギー① 血清病
ヘビに咬まれたらウマに助けてもらう！

Ⅰ型は「IgE」，Ⅱ型は「不必要な抗体→補体」がアレルギーの原因となるのでした．ではⅢ型アレルギーでは何が原因となるのか見ていきましょう．

Ⅲ型アレルギーの原因「免疫複合体」

Ⅲ型アレルギー反応とは，「免疫複合体が沈着することで組織傷害が生じる反応」のことをいいます．「免疫複合体（immune complex）」とは「いくつかの抗原と抗体が結合したかたまり（抗原抗体複合体）」のことです（図72）．免疫複合体は外側に抗体のFc部分を向けているので，そこに好中球やマクロファージがやって来れば貪食，殺菌しようと襲いかかります．また，抗原と抗体が結合しているときのFc部分は補体の古典的経路を活性化し（→ S30），それによって生じるC5aは好中球の遊走を，C5b6789は細胞傷害を引き起こします（図72）．さらにC3aやC5aは

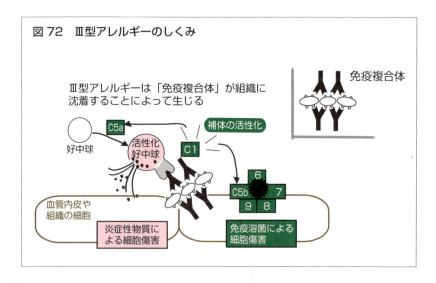

図72 Ⅲ型アレルギーのしくみ

マスト細胞を刺激し，血管の透過性亢進も引き起こすため（→ S29, S65），好中球などの炎症細胞がより組織に移動しやすくなります．

Arthus 反応

上で述べた現象を実験的に見るには，抗原を投与して十分に**抗体を産生させた（＝抗原で感作された）動物の皮膚にその抗原を注射**します．すると3〜6時間後をピークにその部分の皮膚の腫脹・紅斑などが見られ，さらに解剖すると**免疫複合体の沈着，好中球の集積，組織・血管の炎症性病変**が見られます．この免疫反応は「**Arthus 反応**」とよばれます．

血清病

Ⅲ型アレルギー反応の代表疾患は**血清病**です．血清病はなんらかの治療目的で「**ヒト以外の動物の血清（異種血清）**」が投与された場合に生じることのある免疫複合体病です．

現在では異種血清を使用する機会は少ないのですが，ハブ・マムシ・ウミヘビなどの毒蛇咬症や，破傷風，ジフテリア，ボツリヌス，狂犬病など毒素が強い疾患に対して，ウマからつくられた**抗○○毒素ウマ血清**が投与されることがあります．本当は「抗毒素ヒト血清」があればいいのですが，ヒトにあえてヘビ毒を投与して抗毒素抗体をつくらせるわけにいかないでしょう．だからほかの動物の血清でつくってもらっているのです．**「血清病」は投与された異種血清中のなんらかの蛋白が抗原と認識され，それに対して抗体がつくられて免疫複合体**が生じてしまいます．

また，抗生物質や抗結核薬などほかの生物からつくられている薬物も，それらの投与で血清病と同じような病態（注射部位の発赤，発熱，皮疹，リンパ節腫脹，関節痛など）が生じることがあります（広義の血清病）．

POINT 72

- ◆ Ⅲ型アレルギー反応
  免疫複合体（抗原と抗体が結合したかたまり）が沈着することで，組織傷害が生じる反応
- ◆ Arthus 反応：Ⅲ型アレルギー反応の実験的確認
- ◆ 血清病：異種血清の投与により抗体が産生され，免疫複合体がつくられる疾患

Chapter 9　過剰・異常な免疫による疾患のメカニズムⅡ：Ⅰ型アレルギー以外の免疫疾患

Stage 73　Ⅲ型アレルギー②膠原病その他
抗原そのものより厄介な免疫複合体！

免疫複合体の理由は謎

　正常な免疫反応においても免疫複合体（抗原抗体複合体）はつくられていますが，普通は肝臓のクッパー細胞（→ S33）や組織のマクロファージによってすみやかに貪食・除去されています．その免疫複合体がどのようなときに大量発生し，なぜ一部の組織に沈着してしまうかは，まだ一部しか解明されていません．しかし，どのような抗原または抗体がこのⅢ型アレルギー反応を引き起こしやすいのかはある程度知られています．たとえば**Ⅱ型アレルギーと同様に自己抗体が関与する場合**や，外来抗原に対する抗体による場合，抗原・抗体がまったく不明の場合があります．

　以下にⅢ型アレルギー疾患とそのポイントを簡単に説明します．

Ⅲ型アレルギー疾患

◆**自己抗体から免疫複合体が産生**
□**全身性エリテマトーデス（SLE），ループス腎炎**
　抗体は細胞の中に入ることができません．しかし，なぜか細胞内の核に対する「**抗核抗体**」という意味不明の自己抗体がつくられる自己免疫疾患がたくさんあり，その代表がSLEです．**抗核抗体による免疫複合体がつくられ，腎臓（糸球体），関節，肺，血管などに沈着**することによって各臓器の障害が生じます．

□**関節リウマチ（RA）**
　リウマトイド因子（RF）とよばれる「**自分のIgGのFc部分に対する自己抗体（多くはIgM型）**」が主な原因となりますが，RFの検査の陽性率は80%程度です．RFは自分のIgGと結合して免疫複合体をつくり，関節内に沈着し，関節炎を引き起こします．RFは関節リウマチだけでなく，SLE，シェーグレン症候群（Sjögren症候群），**強皮症（全身性硬化症）**，

MCTD（混合結合組織病）といった膠原病とよばれる疾患群でよく認められます．これらの膠原病は「間質性肺炎」とよばれる肺の結合組織の炎症も併発しやすく，それも免疫複合体の沈着が原因と考えられています．

◆外来抗原から免疫複合体が産生
□「溶連菌＋抗体」→免疫複合体
　　　　　　　　　→溶連菌感染後糸球体腎炎
□「真菌＋抗体」　→免疫複合体
　　　　　　　　　→過敏性肺臓炎
　　　　　　　　　→アレルギー性気管支肺アスペルギルス症（ABPA）

◆原因不明の免疫複合体
□種々の糸球体腎炎
□膠原病を伴わない間質性肺炎（特発性間質性肺炎）
□アレルギー性紫斑病（Schönlein-Henoch 紫斑病）

膠原病
　　膠原病とは，全身またはいくつかの臓器において，結合組織が炎症の場となる疾患の総称です．膠原病だから必ずⅢ型アレルギーとは限りません．

自己免疫疾患
　　自己抗体がつくられることによって生じる疾患は，Ⅱ型・Ⅲ型アレルギーなどの分類とは関係なく，すべて自己免疫疾患とよばれます．

POINT 73

◆ Ⅲ型アレルギー疾患
・血清病
・膠原病：SLE・ループス腎炎，関節リウマチ，シェーグレン症候群，強皮症（全身性硬化症）など
・糸球体腎炎，間質性肺炎，過敏性肺臓炎
・アレルギー性紫斑病（Schönlein-Henoch 紫斑病）

Chapter 9　過剰・異常な免疫による疾患のメカニズムⅡ：Ⅰ型アレルギー以外の免疫疾患

Stage 74　自己抗体と自己免疫疾患

外来抗原より厄介な「自分に対する抗体」

　Ⅱ型，Ⅲ型アレルギーでは「自己抗体」という自己抗原に対する抗体が登場しました．しかし，Ⅱ型，Ⅲ型アレルギーとして分類されない疾患でも自己抗体による疾患は多々あります．==「自己抗体」による疾患を総称して「自己免疫疾患」==といいます．ここでは自己抗体と自己免疫疾患を整理（というか暗記）しましょう．なぜならここも国試の超頻出問題だからです！

核に対する抗体（抗核抗体）とは関係ない自己抗体

　自己免疫疾患は非常に多く（POINT74），しかも臨床的に重要です．臨床症状だけでは鑑別が非常に難しいので，採血検査での==自己抗体の陽性が決め手になって診断がつくことが多い==からです．自己抗体と自己免疫疾患が1対1で決まっている場合はいいのですが，前Stageでもお話したように，1つの自己抗体が多数の自己免疫疾患で検出されることがあります．また自己抗体が陰性でも完全には自己免疫疾患を否定できません．たとえばリウマトイド因子（RF）が陽性になりやすい関節リウマチでも約80％，シェーグレン症候群では約70％の人でしか陽性になりませんし，SLE，強皮症，多発血管炎性肉芽腫症（GPA，以前はWegener肉芽腫症とよばれていた）などほかの多くの膠原病で陽性になることもあります．

抗核抗体（ANA：Antinuclear antibody）

　抗核抗体とは自分の細胞の核の構成成分に対する抗体です．ところで抗体は細胞の中には入れないのでしたね（Stage 17）．だからそれこそ抗核抗体は，正常な人体にとって無意味な存在です．抗核抗体を目で見るためには，わざわざ細胞膜に穴をあけて，核に自己抗体をくっつけ，さらに==間接蛍光抗体法==というやり方で「自己抗体に対する（蛍光色素のついた）抗体（2次抗体）」で自己抗体を染めます．自己抗体は緑色蛍光に光りますが，その染まり方のパターンによって自己抗体が大別されます．

POINT 74

◆ 自己抗体の染色パターンと主な自己免疫疾患

核の染色パターン		自己抗体	自己免疫疾患
【抗核抗体以外の自己抗体】	核染色陰性	・赤血球抗体	自己免疫性溶血性貧血
		・血小板抗体	血小板減少性紫斑病
		・サイログロブリン抗体	橋本病（慢性甲状腺炎）
		・基底膜抗体	Goodpasture 症候群
		・アセチルコリン受容体抗体	重症筋無力症
		・ミトコンドリア抗体	原発性胆汁性肝硬変（PBC）
		・平滑筋抗体	自己免疫性肝炎
		・リン脂質抗体	抗リン脂質抗体症候群
		・膵島細胞抗体	Ⅰ型糖尿病
		・リウマトイド因子（RF）	関節リウマチ，シェーグレン症候群など
		・好中球細胞質抗体 　P-ANCA（MPO-ANCA） 　C-ANCA（PR3-ANCA）	アレルギー性肉芽腫性血管炎 多発血管炎性肉芽腫症：GPA
【抗核抗体】	均質型	・DNA-ヒストン抗体 　（LE因子）	SLE シェーグレン症候群 強皮症（全身性硬化症） 若年性リウマチ
	辺縁型	・二本鎖DNA（dsDNA）抗体	SLE，若年性リウマチ
		・一本鎖DNA（ssDNA）抗体	SLE，若年性リウマチ
	斑紋型	・Sm抗体	SLE
		・SS-A抗体, SS-B抗体	シェーグレン症候群，SLE
		・Scl-70抗体	強皮症（全身性硬化症）
		・Jo-1抗体	多発性筋炎／皮膚筋炎
		・RNP抗体	MCTD（混合結合組織病）
		・セントロメア抗体	CREST症候群，強皮症，PBC
	核小体型	核小体抗体	強皮症（全身性硬化症）

写真提供：株式会社医学生物学研究所

Chapter 9 過剰・異常な免疫による疾患のメカニズムⅡ：Ⅰ型アレルギー以外の免疫疾患

Stage 75　Ⅳ型アレルギー① Tcによる遅延型アレルギー反応
抗体は関係ありません！

　ここまで紹介したⅠ～Ⅲ型アレルギーは，なんらかの抗体が関与するいわば「体液性免疫」の過剰・異常によるものでした．しかしⅣ型アレルギーでは抗体は関与せず，細胞性免疫の過剰が原因となります．

過剰な細胞性免疫反応

　Ⅳ型アレルギーとは，「**過剰な細胞性免疫すなわちTc細胞・活性化マクロファージによる組織傷害**」のことをいいます．ストーリーとしては「細胞性免疫」が過剰になっただけです（→ S25）．また「細胞性免疫は体液性免疫より数日間と時間がかかる」のでした（→ S21）．さらに，**リンパ球は遅れてやってきて，そのまま炎症をだらだらと慢性化させる**こともあります．そのためⅣ型アレルギーは「**遅延型アレルギー反応**」ともよばれます．一方，Ⅰ型アレルギーの後に続く「Th2系サイトカインによる遅延型反応」もIgEを介さずに好酸球が直接やってくることがあるのでⅣ型アレルギーの亜型として分類されています．しかし，**一般に（古典的な）Ⅳ型アレルギーといえばこの「過剰な細胞性免疫（Tc・Mφによる）組織傷害」**と理解してください．さて，細胞性免疫においてTcや活性化マクロファージによる長期の炎症が続くと，その組織に「肉芽腫」という結節がつくられて長く跡が残ることがあります（図75）．結核菌，らい菌，梅毒，ある種の真菌およびウイルス感染などで肉芽腫性病変が認められます．

◆**接触性皮膚炎**

　軟膏などの薬品，金属，ウルシなどが皮膚に長時間接触することで生じる皮膚炎で，「かぶれた」とか「皮膚が負けた」と表現されるものです．これらの**抗原が皮膚に存在するランゲルハンス細胞**（→ S34）**やマクロファージに取り込まれ，それがTh1細胞やTc細胞に抗原提示**されることで**細胞性免疫**が働きます．軟膏や金属などは別に無視してもいい抗原なのですが，細胞性免疫が過剰に反応してしまうのです．

関連項目▶細胞性免疫→ Stage 25，結核→ Stage 56

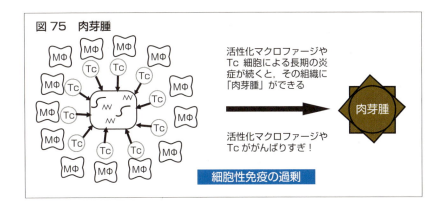

◆**過敏性肺臓炎**

　この疾患はⅢ型アレルギーで登場しましたがⅣ型アレルギーという面もあるのです．実際の疾患ではこのように複数のアレルギー反応に関与する場合がよくあります．過敏性肺臓炎は真菌やトリの糞，薬剤で生じるのですが，それらに対し抗体→免疫複合体ができてⅢ型アレルギーの原因となります．一方，**その抗原がマクロファージや樹状細胞に取り込まれ，Th1やTcに抗原提示されると細胞性免疫が過剰に反応**することになります．

ツベルクリン反応

　これは疾患ではなく，Ⅳ型アレルギー反応を利用した検査法で，**結核に対する免疫反応の程度を見る検査**として長年利用されてきました．具体的には，結核菌から精製した蛋白を皮内注射してその部位の発赤，腫脹，硬結など（Tcによる炎症反応）を見ます．**遅延型アレルギー反応なので判定は48時間後**に行います．過去に結核菌の侵入があった人や，BCG接種を受けた人が陽性化します．**BCGとはウシ型結核菌からつくられる無毒化された菌株**のことで，結核菌に対する細胞性免疫を増強します．

POINT 75

- ◆ Ⅳ型アレルギー反応（遅延型アレルギー反応）
  →過剰な細胞性免疫（Tc，活性化Mφ）による組織傷害
- ◆ Ⅳ型アレルギー
  ・接触性皮膚炎　　・過敏性肺臓炎
  ・ツベルクリン反応　・移植片拒絶反応

Chapter 9　過剰・異常な免疫による疾患のメカニズムⅡ：Ⅰ型アレルギー以外の免疫疾患

Stage 76　Ⅳ型アレルギー②移植片拒絶反応
他人に厳しく自分に甘いのが免疫！

　もう1つ紹介したいⅣ型アレルギー疾患が「移植片拒絶反応」です．「移植片拒絶反応」は普通の細胞性免疫のストーリーとは少し異なるしくみで発症します．

MHC分子のない細胞はモノ扱い

　皮膚にしろ腎臓にしろ移植される臓器・組織は他人の細胞からできていますね．では，自分の細胞か他人の細胞かを判断する免疫細胞は誰かというと，それは胸腺でオーディションを受けたT細胞です．T細胞は胸腺で「自分のMHC分子を自分と認識できる」ように選抜されている（というか，できる奴しか生き残れない）のでしたね（→S50）．よってオーディションを受けたT細胞は「他人のMHC分子は自分と認識しない→外来細胞と認識する」ことになります．結論をいえば，移植片拒絶反応は「自分と異なるMHC分子をもつ細胞をTc細胞が認識，攻撃する」ことによって発症します．

　ところで，同じ血液型だったとしても「輸血」は思いっきり他人の細胞（赤血球）の移植なのにどうして「拒絶反応」が生じないのでしょうか？それは「赤血球はMHC分子をもたない無核細胞」だからです．T細胞はあくまでMHC分子を見て「自分か？　他人か？」を判断する細胞です．T細胞にとってMHC分子をもたない細胞は，骨に埋め込まれた金属やオッパイに入れられたシリコンと同じ，ただのモノ扱いなのです．ですからその物質に抗原性物質（赤血球なら血液型の異なる抗原など）が付いてさえいなければ問題になりません．

他人のMHC分子は外敵

　話を臓器移植に戻すと，移植する組織は他人のMHC分子をもつ細胞のかたまりみたいなものです．他人のMHC分子を「自分のMHC分子とは

違うものだ」と判断した Tc 細胞は，その外来 MHC 分子をもつ細胞を破壊しようとします．その外来 MHC 分子が何の抗原提示をしているかなどは関係ありません．外来 MHC 分子をもっているというだけで Tc 細胞は殺しにかかります．このように<mark>他人の MHC 分子は自分にとっては抗原以外の何者でもありません</mark>．そのため移植において MHC 分子は <mark>HLA (human leukocyte antigen：ヒト白血球抗原)</mark>とよばれます．HLA（MHC 分子）の情報はヒトの第 6 染色体（短腕部）に存在し，そこからつくられます．

一方，移植された組織の一部がマクロファージや樹状細胞に貪食され，それが Th1 や Tc に抗原提示されるという一般的な「細胞性免疫」の流れもちろんあります．しかし，上に説明した「MHC（HLA）の違いから生じる Tc 細胞の活性化」のほうが原因としては大きいようです．

拒絶反応を防ぐには

では実際どうすれば移植片拒絶反応を防ぐことができるかというと，<mark>MHC 分子（HLA）が自分と一致する人から移植する</mark>しかありません．しかし血液型と違って「HLA が一致する人」を探し出すことは大変なのです．理想は一卵性双生児の相手からもらうことです．なぜなら一卵性双生児の相手の細胞は HLA が完全に一致しており，そういう意味ではほとんど自分の体のクローンといえるからです．しかしそうめったにいるわけではありませんね．兄弟なら 1/4 の確率で一致する（それでも完全ではない）ので，兄弟にそういう人がいればいいのですが，非血縁者で HLA が一致する確率は何万人に 1 人という厳しさです．

MHC は major histocompatibility complex の略で，日本語では「主要組織適合遺伝子複合体」といいます．MHC 分子とはその遺伝子複合体からつくられた表現蛋白で，ヒトではそれが HLA と同じ意味となります．

POINT 76

◆ 移植片拒絶反応
・他人の MHC 分子をもつ細胞（移植片）を Tc が他人と認識→攻撃
・HLA ＝ヒトの MHC 分子

Chapter 9 過剰・異常な免疫による疾患のメカニズムⅡ：Ⅰ型アレルギー以外の免疫疾患

Stage 77 アレルギー反応のまとめ
免疫がどう過剰・異常なのか

　Ⅰ～Ⅳ型アレルギー反応を簡単にまとめましたので，ここでもう一度復習しましょう．とくにⅠ～Ⅲ型は抗体すなわち「体液性免疫」の過剰・異常から生じ，Ⅳ型は「細胞性免疫（主にTc）」の過剰反応から生じることが重要です．

各アレルギーのストーリー

◆【Ⅰ型アレルギーのストーリー】
ダニなどアレルギーを引き起こしやすい抗原の侵入
→①マクロファージ，樹状細胞，マスト細胞のTLRによる抗原認識
→②炎症性サイトカインやPGE2の産生
→③抗原提示細胞が抗原を取り込み，CD4＋ナイーブTに抗原提示
→④ナイーブTがTh2（＞Th1）に分化，IL-4（＞IFN-γ）などを放出
→⑤それによりB細胞がさらに増殖・分化して形質細胞へ
→⑥IL-4の過剰状態だとクラススイッチはIgEへ
→⑦IgEが抗原と結合し，マスト細胞のFcεRIを架橋
→⑧マスト細胞がヒスタミンなどを脱顆粒，脂質メディエーターを産生
→⑨ヒスタミンや脂質メディエーターにより，かゆみ，血管の透過性亢進，平滑筋収縮が生じる

　　　　ここまでが即時型反応これ以降が遅延型反応
→⑩Th2系サイトカイン（とくにIL-5）により好酸球が増殖・活性化
→⑪上皮細胞，マスト細胞などから好酸球をよぶケモカインが産生される
→⑫好酸球が炎症局所に遊走し活性化，脱顆粒，慢性的な炎症へ

◆【Ⅱ型アレルギー反応】
　自己抗体や不必要な抗体が自分の細胞に結合
　→抗原抗体反応により補体が活性化
　→補体が自分の細胞を傷害

◆【Ⅲ型アレルギー反応】
　　免疫複合体（抗原抗体複合体）ができる
　→自分の臓器に沈着
　→そこで補体や炎症細胞が活性化
　→自分の臓器を傷害する

◆【Ⅳ型アレルギー反応（遅延型アレルギー反応）】
　　抗原や他人の MHC 分子が侵入
　→それに対する過剰な細胞性免疫（Tc 細胞）による組織傷害

Gell & Coombs によるアレルギー反応の分類の限界

　このⅠ～Ⅳ型の分類は Gell 博士と Coombs 博士によってつくられ，アレルギー反応を理解するうえで非常に重要ではありますが，かなり昔につくられた分類です．たとえば，「Ⅰ型アレルギーに続く Th2・好酸球による遅延型反応」については，当時はその病態が認識されておらず，古典的な Gell & Coombs の分類には記載されていませんでした．また，実際の疾患では 2 つ以上の型にまたがる性質の疾患も多く存在します．たとえば過敏性肺臓炎はⅢ型とⅣ型両方のアレルギー反応が関与しますし（→ S73，S75），アレルギー性気管支肺アスペルギルス症（ABPA）はⅠ，Ⅲ，Ⅳ型が関与すると考えられています．

　また，各アレルギーの型にはそれぞれに別のよび方も存在します．たとえばⅠ型アレルギーには，「アナフィラキシー型」「即時型アレルギー」といった同義語があります．ただし，この 2 つの表現はあくまでもⅠ型アレルギーのストーリーの前半部分だけをとらえた表現であることは予想がつきますね．

　Ⅰ～Ⅳ型アレルギー反応の主な原因とキーワード，代表疾患を POINT 77 にまとめましたので復習しながらもう一度整理してください．**これは覚えるのが大変ですが国試では超頻出問題です！**

Chapter 9 | 過剰・異常な免疫による疾患のメカニズムⅡ：Ⅰ型アレルギー以外の免疫疾患

POINT 77

◆ アレルギー反応型の分類

Ⅰ型	Ⅱ型	Ⅲ型	Ⅳ型	
即時型アレルギー アナフィラキシー型	細胞傷害型	免疫複合体型 Arthus型	Th2による遅延型反応	Th1, Tcによる遅延型反応
Th2系の過剰 IgEの産生	自己抗体や不必要な抗体	自己抗体による免疫複合体	Th2系の過剰 好酸球	Th1系の過剰 Tc, Mφ活性化
マスト細胞の脱顆粒 脂質メディエーター	補体の活性化	Arthus反応	IL-4, IL-5 eotaxin	過剰な細胞性免疫 ツベルクリン反応
アナフィラキシー, 蕁麻疹, アレルギー性鼻炎, 気管支喘息, アトピー性皮膚炎	自己免疫性溶血性貧血, 血小板減少性紫斑病, 橋本病（慢性甲状腺炎）, Goodpasture症候群, 多発血管炎性肉芽腫症, 重症筋無力症, ABO不適合輸血, 薬剤性溶血, Rh式血液型不適合妊娠	血清病, SLE, ループス腎炎, 関節リウマチ, シェーグレン症候群, 糸球体腎炎, 間質性肺炎, 過敏性肺臓炎, アレルギー性紫斑病	【Ⅰ型アレルギーの慢性化】 アレルギー性鼻炎, 気管支喘息, アトピー性皮膚炎, アレルギー性気管支肺アスペルギルス症, アレルギー性肉芽腫性血管炎	接触性皮膚炎, 過敏性肺臓炎, 移植片拒絶反応

Level Up ⑫ 骨髄移植における移植片対宿主病（GVHD）

　骨髄移植とは白血病や先天性免疫不全患者において（白血球のもととなる）骨髄細胞がおかしくなった疾患に対して行われる治療法です．骨髄移植の目的は，**患者（レシピエント：骨髄をもらう人）**のバカになった骨髄細胞を薬で死滅させ，そこへ新たな**ドナー（骨髄を与える人）**の正常な骨髄細胞を注入することにより**正常な（白血球）造血能を再生させる**ことです．骨髄移植も当然**HLA（MHC分子）が自分と一致する人から**しか移植できません．実際，家族やドナー登録されてHLAがたまたま一致した人から移植を受けるのですが，一卵性双生児でもないかぎりすべてにおいて完璧な一致は望めません．そのため，骨髄移植後の（**ドナーからの**骨髄細胞からできた）**Tc細胞**が，**患者（レシピエント）の組織**のHLA（MHC分子）を「他人」と認識し，患者の組織を攻撃してしまうことが多々あります．これが骨髄移植後における最大の合併症で**GVHD（graft versus host disease 移植片対宿主病）**とよばれるものです．ちょうどStage 76の「移植片拒絶反応」と反対のことが起こるわけですね．ちなみにGVHDでは，種々の組織傷害のほか，発疹，下痢，間質性肺炎などが併発します．

　GVHDは，急性期（移植後100日以内）と慢性期（移植後100日以降）に分類されます．急性期では，皮膚症状（浮腫性紅斑，紅皮症），肝機能障害（黄疸），消化管症状（激しい下痢）がよく見られます．慢性期では扁平苔癬，皮膚硬化，多形皮膚萎縮等の皮膚症状が有名です．予防としては，移植前から免疫抑制剤や副腎皮質ステロイドが投与されるのですが，それでも一定の割合でGVHDは生じてしまいます．

POINT
◆移植片拒絶反応：自分のTc細胞が移植臓器片のHLAを他人と認識
　→移植片を攻撃（→ S76）
◆GVHD：骨髄移植によって新たに生まれたTcが患者の組織の
　HLAを他人と認識→自分の組織を攻撃

Chapter 9 　過剰・異常な免疫による疾患のメカニズムⅡ：Ⅰ型アレルギー以外の免疫疾患

Stage 78　先天性免疫不全①　リンパ球の機能不全

どんな病原菌がでしゃばってくるかチェック！

　ここまでは免疫反応が異常に過剰となるアレルギー反応を見てきましたが，今度は逆に「免疫がうまく働かない」病気について見てみましょう．

先天性免疫不全

　生まれながらにして免疫に欠陥があり，病原微生物に対する抵抗力が弱い病気が「先天性免疫不全」です．免疫のどこに（何細胞に）欠陥があるのかによって病態が異なります．体液性免疫のまとめ（**図16**）と細胞性免疫のまとめ（**図25** あるいは **図28**）を見ながら，どこに免疫反応の欠陥が生じるのか確認しつつ，以下の疾患を理解していってください．

B細胞の異常による先天性免疫不全

◆Bruton型（X連鎖）無γグロブリン血症
　　ブルトン
　Brutonというのはこの病気を発見した人の名前です．そして「γグロブリン」というのは血清蛋白の一区分でこのなかにほとんどの抗体（イムノグロブリン）が含まれています．ですから「無γグロブリン血症」＝「抗体（イムノグロブリン）がつくれない病気」です．この病気はproB細胞が未熟B細胞に分化する（**図48-2**）途中で，B細胞の分化（成長）が止まってしまう病気です．原因は「X染色体」上の遺伝子の一部が欠損していることによります．結局，

　　B細胞がダメ　　→抗体がつくれない
　　　　　　　　　　→体液性免疫が働かない
　　　　　　　　　　→化膿菌感染に弱い

ということになります．この疾患の赤ちゃんは，生まれてすぐは母親からもらっていたIgG（Level Up 11）があるのでなんとかなりますが，数か月後から化膿菌感染をくり返します．一方，T細胞のほうはすべて正常（＝細胞性免疫は正常）なので，ウイルスや細胞内寄生菌，真菌に対してはあ

関連項目▶ B細胞の分化→Stage 40, Stage 48

る程度の防御力をもっています．

T細胞の異常による先天性免疫不全

◆DiGeorge症候群（胸腺低形成症）

B細胞がダメな疾患を知ったら今度はT細胞がダメな疾患が気になりますね．DiGeorge症候群は別名，「**胸腺低形成症**」，「**第3・4鰓弓症候群**」ともよばれる疾患で，胎児における第3・4鰓弓（胸腺，心臓，副甲状腺などのもとになる部分）の発生異常による疾患です．胸腺がダメということはT細胞が分化できず，ちゃんとしたT細胞がつくられないことになります．結局，

胸腺がダメ　　→T細胞が分化できない（Th1もTc細胞もダメ）
　　　　　　　→細胞性免疫が働かない
　　　　　　　→**ウイルスや細胞内寄生菌，真菌に弱い**

ということになりますね．Th2細胞もダメなのでB細胞の抗体産生（体液性免疫）にも悪影響がありそうなのですが，B細胞は正常なのでその分がんばり，抗体は意外と正常範囲です．また，**心臓奇形**や**副甲状腺機能異常**も多いのがこの疾患の特徴です．ちなみにこの疾患に遺伝性はありません．

B細胞とT細胞の異常による先天性免疫不全

◆重症複合型免疫不全症（severe combined immunodeficiency：SCID）

今度はT細胞もB細胞も両方異常な場合です．もういうまでもありませんが，**BもTもダメということは「すべての病原微生物に弱い」**ということになります．

B細胞がダメなので抗体が産生されず「無γグロブリン血症」となるのは「Bruton型〜」と同じです．そこで区別するために，重症複合型免疫不全症が**常染色体劣性遺伝で生じた場合を「Swiss型無γグロブリン血症」，X染色体（伴性）劣性遺伝で生じた場合を「Gitlin型無γグロブリン血症」**とよんでいます．この疾患はB・T細胞の分化・成熟に必要なサイトカイン（とくにIL-2）の受容体がおかしくなることで生じ，やはりB・T細胞の分化障害が原因です．また，「Swiss型無γグロブリン血症」では**アデノシンデアミナーゼ（ADA）という酵素の遺伝子欠損（ADA**

Chapter 9 過剰・異常な免疫による疾患のメカニズムⅡ：Ⅰ型アレルギー以外の免疫疾患

欠損症）が原因となっていることが多く，ADA 遺伝子を埋め込んだ幹細胞（**図 40**）を骨髄移植するという「遺伝子治療」が日本でも実際に行われています．

B・T 両方の異常による先天性免疫不全は，ほかにも以下のような代表疾患があります．

◆毛細血管拡張性失調症（Ataxia-Telangiectasia）

進行性の免疫不全，**眼・皮膚の毛細血管の拡張，進行性小脳失調**を特徴とします．**常染色体劣性遺伝**．

◆Wiskott-Aldrich 症候群
（ウィスコット アルドリッチ）

くり返す感染，**アレルギー性湿疹，血小板減少による出血**を特徴とする**伴性劣性遺伝**の疾患です．IgA と IgE はなぜか上昇します．

> **memo** 常染色体性遺伝／伴性遺伝，優性／劣性遺伝
>
> 高校生物の復習です．**常染色体とは，ヒトの 46 本ある染色体のなかで，性染色体の 2 本（XX または XY）以外の，44 本（22 対）の染色体**のことでしたね．そして常染色体上の遺伝子によって支配される遺伝を**常染色体性遺伝**といい，性染色体による遺伝のことを**伴性遺伝**といいます．常染色体上の対立遺伝子に優劣がある場合は，いわゆるメンデルの遺伝の法則に従います．すなわち生物の雑種が形成されるとき，両親のもつ対立形質のうち，一方のみが現れます．たとえば，血液型が A 型の人でも，遺伝子の組み合わせでは AA 型の人と AO 型の人がいます．しかし A が**優勢形質**で O が**劣性形質**のため，結果的にどちらも A 型となります．そのため，劣性形質が現れる条件（O 型になる条件）は，両親ともから O 型の遺伝子をもらい OO 型となることです．
>
> 黒髪のお父さんと金髪のお母さんの子供の髪の毛がまだらな色になったりはしませんね．ちなみにヒトでは黒髪が優性，金髪が劣性です．

Stage 79 先天性免疫不全② 好中球の機能不全
食べても消化できない！

　Stage 78 ではリンパ球（B・T細胞）が機能しない先天性免疫不全を紹介しましたが，次は好中球がうまく機能しない免疫不全です．ところで好中球の働きを覚えていますか？　化膿菌を「貪食」し，「殺菌」することでしたね（→ S32）．しかしここで紹介する2つの疾患では，好中球の「貪食」は正常なのですが，「殺菌」することができません．

好中球の機能不全

◆慢性肉芽腫

　Stage 32 でも述べましたが，好中球は NADPH オキシダーゼという酵素から「活性酸素」を産生・放出し，その活性酸素によって強力な細胞傷害を行います（→ S53 memo）．この疾患ではその**「NADPH オキシダーゼ酵素」に異常があるために活性酸素が産生できず，殺菌能が低下**します．それでも細菌は自ら活性酸素をつくるバカなやつがいるのでそういう連中なら大丈夫なのですが，活性酸素を分解する**カタラーゼという酵素をもっている菌（ブドウ球菌，緑膿菌，大腸菌，クレブシエラ）**を殺菌するのは非常に難しくなります．また**アスペルギルスなどの真菌にも非常に感染しやすい**です．また，好中球は働きがわるいぶん数が増加します．しかし，**殺菌能の指標となる NBT 還元テスト**は著しく低下します．

　この疾患も遺伝性があり，性染色体性（伴性）および常染色体性の2つの遺伝形式がありますが，伴性劣性遺伝で生じることが多いようです．

> **memo** **NBT 還元テスト：ニトロブルーテトラゾリウム還元試験**
> 　好中球の活性酸素を用いた殺菌作用を見る検査です．好中球とオプソニン化した物質とを混合し，そこに NBT（黄色）を加えます．NBT は活性酸素により還元されると茶褐色の物質となるため，その色の度合いを分光光度計で測定すると，活性酸素による殺菌能が評価できます．

関連項目▶ 好中球→ Stage 32，活性酸素→ Stage 53 memo

Chapter 9 過剰・異常な免疫による疾患のメカニズムⅡ：Ⅰ型アレルギー以外の免疫疾患

◆Chediak-Higashi（チュディアック ヒガシ）症候群

好中球が細菌を貪食すると**脱顆粒**が生じ，顆粒の中の**ミエロペルオキシダーゼ（MPO）**などの酵素が放出されます（→ S32）．また，それに伴い産生された活性酸素により殺菌が行われます．しかしこの疾患ではその**脱顆粒が障害されているために殺菌能が低下**します．この疾患では**好中球の「遊走」にも異常**が認められます．そのほか，**皮膚や髪の毛のメラニン細胞がもつ顆粒である色素顆粒にも異常**が生じるため，**白斑や赤毛・銀髪**などが認められます．この疾患は常染色体劣性遺伝です．

以下に，Stage 78・79 で紹介した先天性免疫不全を表にしてまとめたので，試験前によく覚えてください！

POINT 78・79

◆先天性免疫不全のまとめ

疾患	障害	易感染	特徴
Bruton型無γグロブリン血症	B×	化膿菌	ウイルス・真菌には正常の抵抗性 遺伝性：伴性劣性
DiGeorge症候群（胸腺低形成症）	T×	ウイルス・真菌	Ca低下，心臓奇形の合併 遺伝性：なし
重症複合型免疫不全症（SCID）	B× T×	すべての病原微生物	ADA欠損によるものがある 遺伝性：Swiss型：常劣 　　　　Gitlin型：伴劣
毛細血管拡張性失調症	B× T×	すべての病原微生物	眼・皮膚の毛細血管拡張，小脳失調 遺伝性：常染色体劣性
Wiskott-Aldrich症候群	B× T×	すべての病原微生物	アレルギー性湿疹，血小板減少（出血） 遺伝性：伴性劣性
慢性肉芽腫症	好中球×	カタラーゼ(+)菌：ブドウ球菌，緑膿菌，大腸菌，クレブシエラ 真菌：アスペルギルスなど 遺伝性：伴性劣性	
Chediak-Higashi症候群	好中球×	化膿菌	好中球の遊走能も×， 白斑・赤毛 遺伝性：常染色体劣性

Level Up ⓭　粘膜リンパ組織（MALT）

　消化管には食物という異物（非自己抗原）が常に入ってきます．しかしいちいち免疫反応が起きると大変なので，消化管では免疫があまり反応しない（抗体がつくられたり，Tc細胞が活性化しない）ようなしくみになっています．これを「経口免疫寛容」といいます．

　ヒトが外部と接触する部分は，皮膚以外は粘膜上皮細胞で覆われており，そこで行われる免疫反応は「粘膜リンパ組織（MALT：Mucosa-Associated Lymphoid Tissue）」，とくに消化管においては「腸管関連リンパ組織（GALT：Gut-Associated Lymphoid Tissue）」によって制御されています．ヒトの免疫系の実に約70％が消化管にあるといわれていますが，MALTは普段T細胞やB細胞のような免疫細胞の産生と貯蔵を行い，必要なときだけ，異物に対して防御反応を行います．消化管のリンパ組織すなわちGALTは，のどの**扁桃**や，小腸の**パイエル板**などで，そこにマクロファージ，樹状細胞，T細胞，B細胞が集まっています．パイエル板には，**M細胞**があり，ウイルスや細菌を取り込んでそのリンパ組織内（**リンパ濾胞**）に運ぶ役割をもっています．M細胞から抗原を受け取ったマクロファージや樹状細胞は，ヘルパーT細胞に抗原提示を行い，免疫反応が発生しますが，（一般的にはIgGにクラススイッチするところを）腸管免疫ではIgAにクラススイッチされやすくなっています．IgAは中和抗体としての働きが強い抗体でしたね（→S36）．IgAは二量体（分泌型）となって粘液中に分泌され，抗原と結合してその毒性（抗原性）を中和し，粘液でくるんで体外へ排出されます．

POINT
◆外部抗原との接触の多い粘膜上皮では粘膜リンパ組織：MALT（腸管ではGALTとよばれる）が免疫反応を制御している
◆GALTであるパイエル板にはM細胞が存在し，M細胞は抗原をそのリンパ組織内のリンパ濾胞へと運ぶ．リンパ濾胞で体液性免疫が発生した場合，Igのクラスは分泌型IgAが産生される

Chapter 9　過剰・異常な免疫による疾患のメカニズムⅡ：Ⅰ型アレルギー以外の免疫疾患

Stage 80　後天性免疫不全症候群：AIDS
ヘルパーがやられると免疫はズタズタ

次は先天性ではなく，なんらかの疾患にかかることによって免疫不全となる疾患です．その代表がエイズ（AIDS）です．

HIV は CD4 ＋ T 細胞に感染する

みなさんも知っているとは思いますが，**後天性免疫不全症候群**（AIDS：acquired immunodeficiency syndrome）は，**ヒト免疫不全ウイルス**（HIV：human immunodeficiency virus）**の感染によって生じる疾患**です．ところでウイルスが侵入・感染する細胞はウイルス自身が結合できる蛋白を表面にもっている細胞だけでしたね（→ S18）．**HIV は CD4 ＋ 細胞すなわち，ヘルパーT 細胞などに侵入・感染**します．すると**ヘルパーT 細胞など（CD4 ＋ T 細胞はすべて）破壊されるかアポトーシスを起こすか**して，数が減ってしまいます．そのため**細胞性免疫も体液性免疫も働かず**，すべての病原微生物に対して弱くなります．こうして HIV は徐々に増殖し，CD4 ＋ T 細胞が減少した結果，数年から十数年後に（多くは感染症として）発症します．AIDS が発症すると**免疫の低下からさまざまな悪性腫瘍や感染症が発症**します．

免疫反応の低下→日和見（ひよりみ）感染

HIV に感染していてもそれだけで重症となるわけではありません．Th 細胞の低下から感染防御が著しく弱まったとき，感染症として発症します．たとえば健康で正常な免疫反応がある人ならまず発症することのない**ニューモシスチス肺炎（真菌）やサイトメガロウイルス（CMV）感染**，による感染症が発症し，その感染症で命を落とすことが多いのです．このような（AIDS に限らず）「**なんらかの理由で感染防御能が弱まった宿主に対して発症する（普通なら発症しない）感染症**」のことを**日和見感染**とよびます．

関連項目　ウイルスの感染→ Stage 18，CD4 ＋ T → Stage 43

HIVの感染力は強くない

　現在はHIV感染については結構正確な情報が出ているのでみなさんも知っていると思いますが，HIVの感染力はそれほど強いわけではありません．たとえばインフルエンザのように近くにいたり，唾液が入ったくらいではうつりません．問題となるのは避妊具なしの性行為や血液を介する感染であることは有名ですね．

HIVの変異性

　HIVの感染によってTh細胞がダメになった後ならば免疫はもうどうにもならないと理解できますね．しかし，HIVが体内に侵入した初期であればまだ細胞性免疫が働いて防御できるのではないかと思いませんか？　実はHIV感染に対して最初はたしかに細胞性免疫が働き，その感染細胞を一時的に抑え込むことができます．しかしHIVはCD4＋T細胞の中で生き残り，少しずつCD4＋T細胞で感染を継続して結局，数年〜15年以上も潜伏します（最終的にはCD4＋T細胞はなくなってしまいます）．それだけでなく，HIVはその間に変異（→ Column 2）を起こしてその抗原性を次々に変化させているのです．そのため細胞性免疫による防御が追いつかず，そのうちに免疫不全になってしまうというわけです．また**変異による抗原性の変化のためにワクチンの開発が難しい**のも治療を困難にしている一因です．

POINT 80

◆ AIDSの特徴
- HIVがCD4＋T細胞に侵入・感染することが原因
- 感染症では，ニューモシスチス肺炎，サイトメガロウイルス感染などの日和見感染によって命を落とす
- HIVは細胞潜伏中にも変異を起こしてその抗原性を次々に変化
  →細胞性免疫の対応が追いつかない．ワクチンの作成も困難

Chapter 9 過剰・異常な免疫による疾患のメカニズムⅡ：Ⅰ型アレルギー以外の免疫疾患

Level Up ⑭　HIV の増殖と共受容体

　HIV は 1983 年にパスツール研究所で AIDS 患者から発見されました．**HIV はレトロウイルス**科の 1 つで，このウイルスは核に RNA が入っているカプセルのようなものです．ところで，「生物が増殖する，種々の蛋白が合成される」手順は，「DNA が転写（コピー）され RNA に，RNA が翻訳され蛋白に」という順序が原則とされ，その原則は「セントラルドグマ」とよばれていました．ところが，このウイルスは RNA しかもっていません．研究の結果，その秘密はセントラルドグマを超越する「**逆転写酵素**」の発見につながりました．このウイルスがもつ逆転写酵素は，感染した細胞内で自分の **RNA を DNA に逆転写**します．その DNA は宿主細胞の染色体に挿入され，宿主細胞がもつ複製機能を用いて RNA が大量生産され，ウイルスの増殖となります．

　一方 HIV には，CD4 ＋ T 細胞と CD4 ＋マクロファージで侵入可能な HIV と，CD4 ＋ T 細胞または T 細胞株のみで侵入可能な HIV の 2 種類があることがわかり，前者はマクロファージ指向性 HIV，後者は T 細胞株指向性 HIV と分類されました．この結果によって，HIV の細胞侵入には CD4 だけでなく，ほかの分子が必要であることが予想されました．そして 1996 年，HIV が細胞侵入する際には CD4 だけでなく，細胞膜にある**ケモカイン受容体が侵入のための共受容体**（coreceptor → S43）になっていることが発見されました．そのケモカイン受容体は CCR5（→ S86）と CXCR4 で，CCR5 はマクロファージ指向性 HIV の侵入に，CXCR4 は T 細胞株指向性 HIV の侵入に必要な共受容体であると解明されました．

POINT
◆レトロウイルスは逆転写酵素で自分の RNA を DNA に逆転写
◆ HIV の侵入には共受容体（CCR5 や CXCR4）が必要

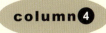
「免疫」は万能なシステムではない！

　残念なことに「免疫」という言葉を巧みに利用して商品の販売に結びつける業者や，保険適応のない独自的な医療の論理に**「免疫力を上げる」という言葉を利用する一部の医療者が存在**します．免疫学をよく知らない人たちに「免疫力」という表現を使うと，多くの人は「何かわるいものに対する防御反応の強さ」という概念でとらえます．そうなると「免疫力は果てしなく強いほうがいい」という考えになりがちです．しかし，過剰な免疫は過剰な炎症を引き起こし，組織・臓器に傷害を与えます．そういう意味では地味な表現ですが==「適切・適度な免疫反応」がいつでも引き出せることが健康には重要==なのです．過剰な炎症は苦痛を生み出し，SIRS のように時に生命を危うくします．ところが免疫について偏った考えをもつ一部の人たちは，「せっかく自然な生体防御である免疫反応が（治癒するために）炎症を引き起こしてくれたのに，それを抑える薬などを使うから病気が治らないのだ」などと表現し，いっさいの抗炎症剤，ステロイド，免疫抑制剤，抗がん剤，ひいては緩和医療におけるモルヒネ製剤までも否定しようとします．実際に病院の現場で苦痛と闘う患者さんと毎日接している臨床医にとっては，申し訳ないですが「論外」な発想です．

　私は「免疫」は機能的に適切か否かが重要であって，万能な防御システムとして表現すべきではないと考えます．次の Stage で，がん細胞は「免疫監視機構」をすり抜けて増殖すると記載しました．こう書くと「免疫力が弱いからがんになる！」と考えてしまう人もいるかもしれませんが，それは正確な理解ではありません．健康で，**免疫の機能が十分に正常であってもがん細胞はその監視機構をすり抜ける**から手ごわいのであって，==免疫が正常であれば「がん」にならないという意味ではない==のです．「免疫」という概念を「がんの発生も進行も抑え込む万能なシステム」として神格化し，それを持ち上げるために現在の医療を否定する一部の論調に私は賛成できません．

Chapter 9　過剰・異常な免疫による疾患のメカニズムⅡ：Ⅰ型アレルギー以外の免疫疾患

Stage 81　がんと免疫

自分と似ているから怖い！

これだけ科学，医学が進歩してもいまだに「がん（悪性腫瘍）」の治療が難しいのはなぜなのでしょうか．

がん細胞＝バカになった"自分の"細胞

それは**がん細胞と自分の正常細胞とを区別するのが難しいから**です．たとえば細菌感染に対しては，細菌にはダメージを与えて自分の細胞にはダメージを与えない「抗菌薬」が存在します．しかし，**がん細胞というのはもともと自分の細胞がバカになって異常増殖している細胞**です．そのため「がん細胞にだけダメージを与えて正常な細胞にはダメージを与えない」薬剤，すなわち「**がん細胞に選択的（特異的）な薬剤**」をつくることは容易ではないのです．抗がん剤は（昔ほどではありませんが）副作用が多く，副作用が出ないように濃度をセーブするので有効率が低いことがあるのもそのためです．

免疫監視機構

ところで健康な私たちの体内においても，実はがん化した細胞は発生しています．それがどうしてがんとして大きくならないかというと，私たちの免疫細胞（NK細胞，NKT細胞，樹状細胞など）がそれをすぐ察知してがん細胞をやっつけているからと考えられています．このように，がん化

> **memo　TNF（tumor necrosis factor 腫瘍壊死因子）**
> TNF-αは炎症性サイトカインとして何度も登場しているサイトカインですが，もともとTNFは，マクロファージやNK細胞が産生して腫瘍細胞を破壊する作用をもつサイトカインとしてこの名がつきました．TNFにはTNF-α（別名：カケクチン）とTNF-β（別名：リンホトキシン）がありますが最近はあまりそうよばれなくなりました．TNFの受容体は動物のほぼすべての細胞に存在し，TNFが傷害を受けた細胞の受容体に結合するとアポトーシス（→ S46）を誘導します．正常細胞に結合すると細胞接着因子やほかのサイトカインの発現を促進します．自己免疫疾患，重症感染症や末期悪性腫瘍患者の体液中に高濃度に存在します．

関連項目▶ Treg細胞→ Stage 45

した細胞やウイルス感染細胞など**「おかしくなった自分の細胞」が免疫によって認識・排除されること**を**「免疫監視機構」**といいます．ですから「がん」として発症してしまうようながん細胞は私たちのもっている「免疫監視機構」をすり抜けて増殖してきた細胞たちなのです．

がん細胞はなぜ免疫監視機構をすり抜けるのか

さて，ウイルス感染細胞ならほとんどやっつけられるのに，なぜがん細胞は「免疫監視機構」から逃げ切ることができるのでしょうか？　それはがん細胞の特殊な能力によります．たとえばウイルス感染細胞はその抗原部分を MHC クラス I 分子にのせて Tc 細胞に抗原提示しますが，がん細胞はその MHC 分子そのものを表面に出さないようにして Tc 細胞の認識・攻撃を逃れます．また NK 細胞（→ S21，S35）や Tc 細胞に見つかった場合でも，**がん細胞は TGF-β といった各免疫細胞の働きを抑制するサイトカイン**を放出して攻撃をかわすこともあります．

TGF-β（transforming growth factor-β）

TGF-β は線維芽細胞という組織の細胞の増殖を促進させるサイトカインとして発見されました．TGF-β を局所に投与すると，組織の肉芽形成，血管新生が生じ，**壊れた組織の修復（炎症の収束）**が促進されます．一方 TGF-β は多くの免疫細胞の増殖・機能を抑制するため，免疫・炎症反応を終了させる調節因子として働くと考えられています．TGF-β と免疫の抑制といえば，Treg 細胞の得意分野でしたね（→図 45）．

POINT 81

- ◆ がん細胞はもともと自分の細胞がおかしくなり異常増殖した細胞
- ◆「免疫監視機構」から逃れたがん細胞が増殖してがん化
- ◆ TGF-β：免疫細胞の働きを抑制するサイトカイン

Chapter 9　過剰・異常な免疫による疾患のメカニズムⅡ：Ⅰ型アレルギー以外の免疫疾患

Stage 82 がん細胞に対する免疫療法
ついに登場した本当の免疫療法

　これまでがんに対する免疫療法といえば，正直効果があるのかあやしいものや，研究レベルではある程度の効果が期待されても臨床的には副作用などの問題があってほとんど普及しないものが多かったのです．しかし近年，有効性と安全性がかなり確立し，保険診療の対象となった免疫療法が続々と登場してきました．

T細胞の抑制装置 PD-1

　T細胞は活性化すると**CTLA4**や**PD-1**といった**自分の活動を抑制する（アナジーにする）ための受容体を表面に発現**します（→ S47）．これらはT細胞の活性化を終わらせ，炎症を終了させるための受容体でしたね．このうち，PD-1のリガンドである**PDL-1**，**PDL-2**は抗原提示細胞だけでなく組織にいる多くの細胞がもっています．そして，**がん細胞のなかにもPDL-1をもっているやつがいた**のです．がん細胞のくせに，T細胞に「そろそろ反応をやめてよ」と指示を出していたのです．

PD-1 ⇔ PDL-1/PDL-2 は本当に殺してよいかのチェックポイント

　PD-1（Programmed cell death-1）は**活性化したT細胞**，**PDL-1/PDL-2は通常抗原提示細胞に発現**しています．**PD-1やそのリガンドのPDL-1/PDL-2は，本来はT細胞の自己抗原に対する免疫反応を抑制する因子**として働くため，（自己抗原ではないか？ 本当に殺す方向でいいか？ をチェックする）**「免疫チェックポイント分子」**とよばれます．**CTLA4**（cytotoxic T-lymphocyte-associated protein 4）も免疫チェックポイント分子です．

抗PD-1抗体で免疫チェックポイント（免疫反応の抑制）を解除

　そこで，本庶佑らがPD-1に対する抗体（ニボルマブ：オプジーボ®）

関連項目▶ CTLA4，PD-1 → Stage 47

を作製しました（**図82**）．臨床試験では，悪性黒色腫，腎細胞がん，非小細胞肺がんに対し有効性と安全性において高い効果が期待できる結果が得られたのです．

現在，世界中の製薬企業がPD-1や類似の機能をもつ分子を対象とした抗がん剤の開発を競っています．すでに，抗

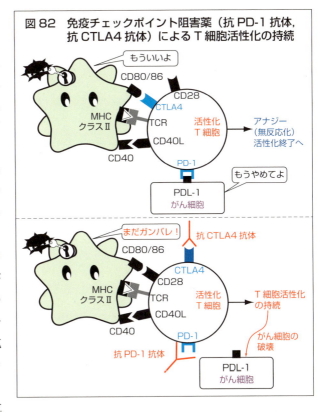

CTLA4抗体（イピリムマブ）も開発され，悪性黒色腫などに使用されています．抗CTLA4抗体はTc細胞の活動を持続させるだけでなく，Treg細胞のCTLA4に結合してTreg細胞の働きも抑え込みます．今後新たな免疫療法としての抗がん剤が開発されることでしょう．世界初の**免疫チェックポイント阻害薬**という新たな抗がん剤の開発に成功した本庶先生にはぜひノーベル賞をとってもらいたいものです．

POINT 82

- ◆ CTLA4，PD-1はT細胞の反応を抑制する「免疫チェックポイント分子」
- ◆ がん細胞は免疫チェックポイント分子に対するリガンドをもつことがあり，がん細胞もT細胞の反応を抑制していた
- ◆ 抗PD-1抗体，抗CTLA4抗体は免疫チェックポイントを阻害してT細胞の活性化を持続させる新たな抗がん剤

Chapter 9 　過剰・異常な免疫による疾患のメカニズムⅡ：Ⅰ型アレルギー以外の免疫疾患

Stage 83　ストレスと免疫①　ストレスホルモン
ストレスによって結局どんな物質ができるのか？

　アレルギー性鼻炎，気管支喘息，アトピー性皮膚炎などの慢性（好酸球性）Ⅰ型アレルギーをもっている方は実感があるかと思いますが，ストレスによってそれが増悪する機序が徐々に解明されています．その機序はまだほんの一部しか研究されていませんが，わかっていることを紹介します．

ストレスに対する生体の反応：①青斑核／視床下部交感神経経路

　人になんらかの物理的な刺激や心理的ストレスがかかると，その刺激は大脳の海馬・扁桃体というところで情報処理されます（**図83**）．その情報は視床下部というところで認知され，それがまた複雑な情動（気持ち）として大脳（青斑核など）への刺激となっていきます．ストレスに対する生体反応の1つとしては，①**視床下部から直接，交感神経が刺激→交感神経からノルアドレナリンが産生→その一部は副腎髄質でアドレナリンに変換**されます．ノルアドレナリン（NA）やアドレナリン（A）は，一般に**カテコラミン**とよばれる神経伝達物質で，**血圧や心拍数を上げ，瞳孔を開き，脂肪からエネルギーを放出させ血糖値を上げ，筋肉のすばやさを増加**させたりします．これらの反応は，本来ヒトが危険な動物と対面した際に**「闘争」や「逃避」などの行動に必要な緊張状態にする**ための物質です．このストレスに対する一連の反応は①**青斑核／視床下部交感神経経路（LC-NA/SNS経路）**，あるいは単に**視床下部交感神経経路：SNS経路**とよばれます．

ストレスに対する生体の反応：②視床下部-下垂体-副腎経路

　ストレスに対するもう1つの生体反応としては，視床下部からCRH（corticotropin-releasing hormone　副腎皮質刺激ホルモン放出ホルモン）が分泌され，CRHによって脳の下垂体からACTH（adrenocorticotropic hormone　副腎皮質刺激ホルモン）が産生され，ACTHによって副腎皮質から副腎皮

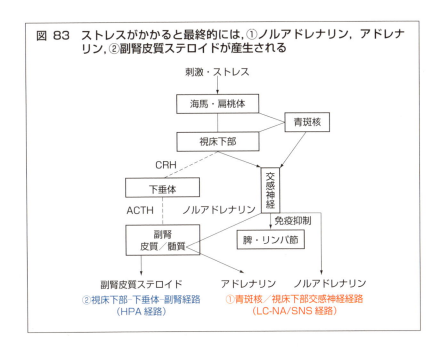

図 83 ストレスがかかると最終的には，①ノルアドレナリン，アドレナリン，②副腎皮質ステロイドが産生される

質ステロイドホルモンが産生される反応です．この一連の反応は，**②視床下部-下垂体-副腎経路（HPA 経路）**とよばれます（図 83）．

カテコラミンとステロイドが 2 大ストレスホルモン

ストレスに対する生体の反応はほかにもいろいろありますが，まずはこの 2 つの流れが重要です．結局ストレスがかかると，最終的に産生される**① NA や A などのカテコラミン**，**②副腎皮質ステロイド（コルチゾール）**，この 2 つが 2 大「ストレスホルモン」として体に作用するといってよいでしょう．そしてこれらは，免疫にも大きく影響を及ぼします．

POINT 83

◆ ストレスに対して，大きく以下の経路でストレスホルモンが産生される
　①視床下部交感神経経路　　：SNS 経路
　　→ノルアドレナリンやアドレナリンなどカテコラミン
　②視床下部-下垂体-副腎経路：HPA 経路
　　→副腎皮質ステロイド（コルチゾール）

Chapter 9　過剰・異常な免疫による疾患のメカニズムⅡ：Ⅰ型アレルギー以外の免疫疾患

Stage 84　ストレスと免疫②　アレルギーへの影響

ストレスは免疫を弱めるが，Th1≪Th2へ行きやすくなる

　では，実際にカテコラミンやステロイドが免疫（アレルギー）にどう影響を与えているのか，いくつかの研究報告を紹介しましょう．

カテコラミンは免疫細胞（とくにTh1系）を抑制する

　SNS経路，すなわち交感神経は胸腺，脾臓，リンパ節へ直接入っており，ノルアドレナリン（NA）などのカテコラミンを，マクロファージ（Mφ），樹状細胞，Tregなどに浴びせます．それら免疫細胞はカテコラミンによってその働きが抑制されてしまいます．とくに面白いのは，Th1細胞はNAの受容体をもっているのに対し，Th2にはNAの受容体がないことです．そしてNAはTh1の働きを抑制する方向に作用するのです．以上から，カテコラミンは免疫反応を全体的に弱める傾向にありますが，とくにTh1系（細胞性免疫）を弱める傾向にあると予想されます．そうなるとアレルギー体質の人は，相対的にさらにTh1≪Th2の方向に行きやすくなると考えられます[*1]．さらにNAの受容体はB細胞にも存在し，その刺激によって形質細胞からのIgE産生が増加することも報告されています[*2]．

ステロイドはすべての免疫細胞を抑制するが相対的にTh2を優位にする

　副腎皮質ステロイドは本来，過剰な免疫反応・炎症を抑制するため生理的に分泌されるホルモンです．臨床的にもアレルギーや膠原病などの過剰な免疫を抑制するために薬としてよく使われます．ではなぜ，ストレス→ステロイドの分泌が，鼻炎・喘息・アトピーなどのⅠ型アレルギー疾患を増悪させるのでしょうか？　実はステロイドはすべての免疫細胞の活性化を抑制するのですが，とくにMφや樹状細胞など抗原提示細胞のIL-12産生を抑制することで，Th1系の働きを抑制（IFN-γ↓）し，相対的に

[*1] Trueba, Brain Behav Immun. 2012　　[*2] Sanders, Brain Behav Immun. 2012
[*3] Rosemarie, J Immunol. 1998　　[*4] Yang, Am J Gastroenterol. 2002

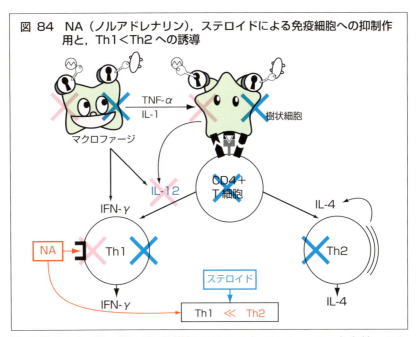

図84 NA（ノルアドレナリン），ステロイドによる免疫細胞への抑制作用と，Th1＜Th2への誘導

Th2サイトカイン（IL-4）を増加させることがわかっています[*3]．さらに面白いのは，抗原**刺激前に免疫細胞にステロイドを作用しておくと，Th2細胞の活性化が誘発されやすくなる**一方で，抗原**刺激後にステロイドを免疫細胞に作用すると，炎症反応は全体として抑制される**とも報告されています[*4]．ステロイド治療は症状が増悪した際に用いられるものですから，たいてい抗原曝露後でしょうし，薬で使うステロイドの量は生理的なホルモンとして分泌される量よりはるかに高用量なので，Th2も含めガッチリとすべての免疫反応を抑制しているので，Ⅰ型アレルギーの治療にも有効なのです．

POINT 84

- ◆ カテコラミンはMφ，樹状細胞，Tregに対して抑制的に作用する
  →免疫反応の減弱化
- ◆ ノルアドレナリンはとくにTh1細胞の活性化を抑制する
- ◆ ステロイドはすべての免疫細胞を抑制するが，とくに抗原提示細胞のIL-12産生を抑制してTh1系の働きを抑制し，相対的にTh2系を優位にする
- ◆ 以上から，慢性的なストレスは全体として免疫反応を弱めるが，Th1/Th2バランスはTh1≪Th2に傾きやすくなることが示唆されている

Chapter 9 過剰・異常な免疫による疾患のメカニズムⅡ：Ⅰ型アレルギー以外の免疫疾患

問1 Ⅱ型アレルギー反応を簡潔に表すと？

問2 Ⅱ型アレルギーに分類される代表的疾患を5つ挙げ，それぞれの原因となる自己抗体を述べよ．

問3 血液型A型の人は，赤血球に対するどんな抗体をもっているか？

問4 胎盤を通過できる抗体はどんなクラスの抗体か？

問5 Ⅲ型アレルギー反応を簡潔に表すと？

問6 Ⅲ型アレルギーに分類される疾患を5つ以上挙げよ．

問7 抗核抗体の染色を行ったところ右図のようなパターンが見られた．この染色パターンの型の名称と代表的な自己抗体，およびそれが原因と考えられる膠原病を5つ以上挙げよ．

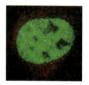

問8 Ⅳ型アレルギー反応を簡潔に表すと？

問9 （古典的）Ⅳ型アレルギーに分類される疾患を3つ挙げよ．

問10 移植において自分のT細胞が異物（外敵）と見なす分子は何か．

問11 骨髄移植において，骨髄をもらう患者，骨髄を提供する人のことそれぞれ何とよぶか？

問12 GVHD（移植片対宿主病）について次の文の●を埋めよ．
「●から移植された骨髄細胞から産生された●細胞が，レシピエ

ントの組織の●を"他人"と認識し，患者の組織が傷害される.」

問 13 AIDS の原因ウイルスとその感染細胞をいえ．また，血清中 CD4/CD8 の値はどうなるか？

問 14 「日和見感染」とはどのような感染症か？

問 15 AIDS における代表的な日和見感染症を 2 つ挙げよ．

問 16 先天性免疫不全について以下の表の●を埋めよ．

疾患	障害	易感染	特徴
●	B×	●	ウイルス・真菌には正常の抵抗性 遺伝性：伴性劣性
DiGeorge 症候群（●）	T×	●	Ca 低下，心臓奇形の合併 遺伝性：なし
●（SCID）	B× T×	すべての病原微生物	ADA 欠損によるものがある 遺伝性：Swiss 型…常劣 　　　　Gitlin 型…伴劣
毛細血管拡張性 失調症			眼・皮膚の毛細血管拡張，小脳失調 遺伝性：常染色体劣性
Wiskott-Aldrich 症候群			アレルギー性湿疹，血小板減少（出血） 遺伝性：伴性劣性
●	● ×	●	カターラゼ（＋）菌：ブドウ球菌，緑膿菌，大腸菌，クレブシエラ 真菌：アスペルギルスなど 遺伝性：伴性劣性
Chediak- Higashi 症候群		化膿菌	好中球の遊走能も ×，白斑・赤毛 遺伝性：常染色体劣性

問 17 TGF-β とはどんなサイトカインか？

問 18 T 細胞の反応を抑制する「免疫チェックポイント分子」の代表を 2 つ挙げよ．

問 19 ストレスによって産生される物質を SNS 経路と HPA 経路に分けておおまかに 2 種類述べよ．

Chapter 9　過剰・異常な免疫による疾患のメカニズムⅡ：Ⅰ型アレルギー以外の免疫疾患

問 20　SNS 経路ストレスホルモンは免疫細胞に対してどのような作用をもつか．とくにノルアドレナリンは Th1 細胞にどう作用するか？

問 21　以下の文の●を埋めよ．
「ステロイドはすべての免疫細胞を抑制するが，とくに抗原提示細胞の●産生を抑制して Th ●系の働きを抑制し，相対的に Th ●系を優位にする．」

解　答

問 1：必要のない抗体によって補体が活性化し，細胞・組織傷害が生じる反応
問 2：POINT 70 参照
問 3：抗 B 抗体
問 4：IgG
問 5：免疫複合体が沈着することで組織傷害が生じる反応
問 6：POINT 73 参照
問 7：斑紋型．POINT 74 参照．
問 8：過剰な細胞性免疫による組織傷害
問 9：接触性皮膚炎，過敏性肺臓炎，移植片拒絶反応
問 10：他人の MHC 分子（HLA）
問 11：患者…レシピエント，提供者…ドナー
問 12：「ドナーから移植された骨髄細胞から産生された Tc 細胞が，レシピエントの組織の MHC（HLA）を"他人"と認識し，患者の組織が傷害される．」
問 13：HIV，CD4 陽性 T 細胞．CD4/CD8 は低下する．
問 14：感染防御能が弱まった宿主に対して発症する（普通なら発症しない）感染症
問 15：ニューモシスチス肺炎，サイトメガロウイルス感染．
問 16：POINT 78・79 を参照
問 17：各免疫細胞の働きを抑制する
問 18：CTLA4，PD-1
問 19：SNS 経路…カテコラミン，HPA 経路…副腎皮質ステロイド
問 20：カテコラミンは Mφ，樹状細胞，Treg に対して抑制的に作用する．とくにノルアドレナリンは Th1 細胞に対し抑制的に働く．
問 21：「ステロイドはすべての免疫細胞を抑制するが，とくに抗原提示細胞の IL-12 産生を抑制して Th1 系の働きを抑制し，相対的に Th2 系を優位にする．」

- □ サイトカイン
- □ ケモカイン
- □ 接着分子
- □ 細胞移動のメカニズム
- □ 細胞内シグナル①　蛋白キナーゼ
- □ 細胞内シグナル②　受容体の種類と活性化
- □ 細胞内シグナル③　細胞増殖／アポトーシスの制御
- □ 細胞内シグナル④　T細胞分化におけるSTATの役割
- □ 細胞内シグナル⑤　種々のシグナル伝達物質
- □ 細胞内シグナル⑥　NFκBの活性化
- □ 細胞内シグナルのまとめ
- □ Chapter 10　練習問題・解答

Chapter 10
免疫細胞を制御するもの
〜分子生物学へ

　この章に分類したサイトカイン，ケモカイン，接着分子は本来ならもっと早く紹介されるべきものなのでしょうが，あまり勉強が進んでないうちから多くの物質名を並べられても頭に入らなかったと思います．しかしこの章まで進んだみなさんなら，そろそろサイトカインについてまとめて整理したくもなるでしょう．サイトカインはもちろん，ケモカインや接着分子は免疫に関わる細胞の移動や働きに常に関与しているものです．

　また，サイトカインなどが受容体に結合した後，細胞内でその刺激がどう伝わっているのか，すなわち細胞内シグナル伝達もこれからの免疫学には必須の知識です．細胞内シグナルの内容は国家試験のためではなく，免疫学に携わる人（大学院生など）がはじめて細胞内シグナルを勉強するときに必須となる重要な物質やその経路（代表的な経路5つ）を紹介します．

　これら免疫細胞に関わる物質の働きやそのしくみは，日々世界中で研究されており，その情報の進化には驚くばかりです．ここでは本当に基本的なものしか紹介できませんが，それでもはじめて免疫学，分子生物学を学ぶ人にとってはかなりの情報量です．最後までがんばってください．

Chapter 10 免疫細胞を制御するもの〜分子生物学へ

Stage 85 サイトカイン

さまざまな細胞を働かせるエキス！

サイトカインは自分のためにも産生する

　サイトカインは周囲のほかの細胞に対してのみ作用するわけではありません．たとえば Th2 細胞は IL-4 を産生しますが，Th2 細胞はその自らが出した IL-4 を受け取り増殖，活性化していきます．このように**産生した細胞が自分自身に作用させることを autocrine（オートクライン）**といいます．一方，**周囲のほかの細胞に作用するのを paracrine（パラクライン），遠くのほかの細胞に作用するのを endocrine（エンドクライン）**といいます．

　サイトカインの情報をごく簡単にまとめました．主な産生細胞とその作用を紹介していますが，本当にごく一部の代表だけ示してあります．こうしてみると，自然免疫から適応免疫を誘導するマクロファージ，樹状細胞や，適応免疫の司令塔となる Th 細胞から産生されるものがやはり多いですね．

POINT 85

◆主なサイトカインの特徴

	主な産生細胞	主な作用	復習
IFN-α IFN-β	Mφ, 感染細胞	ウイルス感染細胞に作用し，ウイルス増殖を抑制	S20, S23 S25
IFN-γ	Mφ, Th1 NK, Tc, ILC1	Mφ・好中球の活性化 Th1 への分化・増殖 Th2 への分化やサイトカイン産生を抑制 B 細胞の IgG へのクラススイッチ	S14, S15 S23-25 S43-44 S52, LU6 S56
TNF-α	Mφ Mast	Mφ・Th1・好中球の活性化 血管内皮細胞の活性化・透過性亢進 内因性発熱物質，腫瘍細胞傷害	S04, S21 S46, LU6 S54, S60
TNF-β	Tc	リンホトキシン，傷害標的細胞をアポトーシスへ	S43, S46 S81

POINT 85

GM-CSF	Th1, Th2 Mφ, Mast	顆粒球（好中球，好酸球，単球）の増殖	S15, S45 S67
TGF-β	Mφ, Treg 上皮細胞，線維芽細胞，がん細胞	Treg への分化，Th17 への分化 T・B・Mφ・NK など免疫細胞の働きを抑制 線維芽細胞の増殖→組織の修復へ	S14, S45 S81
IL-1	Mφ	炎症性サイトカイン，内因性発熱物質 ほとんどすべての炎症細胞を活性化 血管内皮細胞の活性化（拡張・透過性↑）	S04, LU6 S60
IL-2	Th1	すべての T 細胞の分化・増殖・活性化 NK 細胞の増殖・活性化	S23, S25 S78
IL-3	Th1, Th2	骨髄幹細胞の増殖→顆粒球の増殖	S67
IL-4	Th2 Mast ILC2	B 細胞の分化・増殖・活性化→抗体産生 Th2 への分化・増殖 Th1 への分化やサイトカイン産生を抑制 IgE 産生の増強	S15, S41 S44, S52 S62, S69
IL-5	Th2, Mast, ILC2	好酸球の増殖・活性化	S15, S52 S67, S69
IL-6	Mφ DC	炎症性サイトカイン，内因性発熱物質 肝臓の急性期蛋白（CRP など）の産生 Th17 への分化	S04, S14 S45, LU6 S55, S60
IL-7	胸腺細胞，DC	ILC の分化・増殖，T 細胞の初期の分化	S52
IL-9	Th2, Th9	Mast の分化・増殖，Eo の遊走，Tc の活性化	LU4
IL-10	Treg	Th1 のサイトカイン産生を抑制 Mφ の活性化を抑制	S45
IL-12	Mφ, DC	Th1 への分化・増殖・サイトカイン産生促進 Tc の分化・増殖	S14, S21 S23, S25 S43, S44
IL-13	Th2, ILC2	B 細胞の分化・増殖・クラススイッチ促進	S15, S52 S69
IL-17	Th17, ILC3	上皮細胞，線維芽細胞，血管内皮細胞に作用し，好中球の遊走を促進	S15 S45
IL-23	Mφ, DC	Th17 の増殖	S14, S45
IL-25	上皮，Mφ, DC	ICL2 の活性化	S69
IL-33	上皮，Mφ, DC	ICL2 の活性化，Eo の活性化	S69
TSLP	上皮，胸腺，扁桃	ICL2 の活性化，ナイーブ Th → Th2 系への誘導	S69

Mφ：マクロファージ，Mast：マスト細胞，DC：樹状細胞，Eo：好酸球
LU：Level Up

Chapter 10 | 免疫細胞を制御するもの〜分子生物学へ

Stage 86 ケモカイン

これが無けりゃ白血球は動かない！

　ちょくちょく登場するわりに，これまでケモカインについてはあまり詳しく述べてきませんでした．しかし**「細胞がどのようなメカニズムで炎症局所に集まってくるのか」**は免疫学において非常に重要でかつ複雑なテーマなのです．本書でもケモカインは Stage 04 で早くも登場し，「マクロファージがケモカインを産生し好中球をよび寄せる」と紹介しています．ここで簡単に「よび寄せる」と表現していますが，血流に乗って流れている好中球がわざわざ血管からはい出て局所に遊走してくるには，それなりの指令と原動力が必要です．その指令と原動力になっているのが**サイトカイン，ケモカイン**および**接着分子**なのです（→ S88）．

細胞はケモカインの濃いほうに進む

　「ケモカイン」とはサイトカインのなかでも白血球をよび寄せる（遊走させる）効果をもつものをいいます．ケモカインが細胞を引き寄せるメカニズムはまだ解明されていない点も多いのですが，細胞は**ケモカインの濃度勾配にしたがって濃いほうに進もうとします**（**図 86**）．

図 86　細胞はケモカインの濃度勾配にしたがって濃いほうに進む

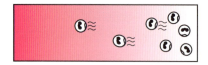

濃い ←── ケモカイン濃度 ──→ 薄い

ケモカインレセプター

　ケモカインもサイトカインと同様にそのケモカインに対するレセプター（受容体）をもつ細胞にしか作用しません．ただややこしいのは，サイト

カインとサイトカインレセプターのように1対1の関係ではなく，**1つのケモカインが複数のケモカインレセプターと結合する**ことがある点です．たとえば好酸球を遊走させるCCL5（RANTES）は，CCR1，CCR3，CCR4，CCR5という4つのレセプターに結合し，遊走因子として働くことが可能です．以下にケモカイン・遊走物質の代表的なものをまとめました．POINTに挙げたものだけでも覚えておきましょう．

〈代表的なケモカイン・遊走物質の特徴〉

	分類・別名	主な産生細胞	遊走させる細胞	受容体	復習
C5a	補体		好中球，好酸球	C5aR	S29
PAF	脂質メディエーター	Mast, Mφ	好中球，好酸球	PAFR	S04 S64-67
PGD2	脂質メディエーター	Mast, Mφ	Th2, 好酸球	DP CRTH2	S65 S67
CXCL8	IL-8	Mφ, 線維芽細胞 血管内皮, Mast	好中球	CXCR1 CXCR2	S04 S15 S45 S94
CCL2	MCP-1	Mφ, 線維芽細胞, 血管内皮	単球・Mφ, 好塩基球	CCR2	
CCL3 CCL4	MIP-1α MIP-1β	Mφ, T・B細胞	単球・Mφ, Th, DC	CCR1 CCR3 CCR5	LU14
CCL5	RANTES	Th2, Mφ, 線維芽細胞, 血管内皮, 血小板, 好酸球	好酸球, 好塩基球, 単球・Mφ, Th	CCR1 CCR3 CCR5	S67 LU14
CCL11	Eotaxin	上皮細胞, 血管内皮, Th2, Mφ	好酸球	CCR3	S67

注）一般にサイトカインには分類されない「補体」や「脂質メディエーター」にも白血球遊走作用をもつものがあり，本書ではそれらもこの表にまとめて整理しています．

POINT 86

◆ C5a, PAFは好中球，好酸球を遊走させる
◆ 好中球の代表的ケモカイン：CXCL8（IL-8）
◆ 好酸球の代表的ケモカイン：CCL5（RANTES），CCL11（Eotaxin）

Chapter 10　免疫細胞を制御するもの〜分子生物学へ

Stage 87　接着分子

単なる"つなぎ"ではない！

細胞の状態で表面の接着分子が変わる

　これまでいろいろな図で登場した上皮細胞には，その表面や細胞間に長方形の物質（つなぎ目）が描かれていますね（→図18-2や図20など）．それは接着分子を表現したものです．細胞と細胞の結合にはそれらの図のように接着分子による結合が存在するからです．しかし接着分子は単なる「結合する細胞間のつなぎ目」ではありません．接着分子はもともと細胞表面上に顔を出している（表面発現している）ものだけでなく，**普段は表面発現せずにサイトカイン・ケモカイン，脂質メディエーターなどの刺激によって細胞が活性化することで表面発現する**ものがあります．さらに**接着分子どうしの結合力も細胞が活性化することでその結合力が変化**します．このように接着分子は細胞の活性化に伴い表面発現が行われたり，結合力が増強されたりすることによって**細胞の移動・遊走に深く関与**しています．

接着分子のリガンド

　接着分子は誰に対してもベタベタくっつくのではなく，決まった相手としか結合しません．その「結合する相手」のことを「リガンド」とよぶのでしたね．ただし浮気なことにリガンドとの関係が1：1の関係とは限りません．たとえば血管内皮細胞に表面発現する**「Pセレクチン」「Eセレクチン」**はどちらも白血球（顆粒球・単球・リンパ球）がもつ**「シアリルLewis^x」**という共通の蛋白がリガンドとなります．また，気道上皮細胞や血管内皮細胞などに多く発現するICAM-1（読み方：アイカム－ワン）は白血球各種に発現するLFA-1やMac-1といった複数のリガンドが結合します．

　代表的な接着分子を表にまとめました．（さらっとでいいので）見てください．

〈接着分子の代表例〉

分類	接着分子（別名）	主な分布細胞	主なリガンド
セレクチンファミリー	Pセレクチン (PADGEM, CD62P)	活性化血管内皮 活性化血小板	シアリル Lewis^X
	Eセレクチン (ELAM-1, CD62E)	活性化血管内皮	シアリル Lewis^X
インテグリンファミリー	$\alpha_4\beta_1$ (VLA-4, CD49d/CD29)	好酸球，単球，T，B	VCAM-1 フィブロネクチン
	$\alpha_L\beta_2$ (LFA-1, CD11a/CD18)	好中球，好酸球， 単球，T，B，NK	ICAM-1 ICAM-2
	$\alpha_M\beta_2$ (Mac-1, CR3, CD11b/CD18)	好中球，好酸球， 単球，NK	ICAM-1 C3b
Igスーパーファミリー	ICAM-1 (CD54)	上皮細胞，血管内皮， 線維芽，単球，B，T	$\alpha_L\beta_2$ $\alpha_M\beta_2$
	VCAM-1 (CD106)	活性化血管内皮， DC	$\alpha_4\beta_1$

リガンド

接着分子の結合相手という意味だけでなく，さまざまな酵素やレセプターなどにおいて，「結合する相手」のことを総じて表現します（例：IL-2Rに対するリガンドはIL-2）．

接着分子と細胞の機能

接着分子は単に「結合の強弱」「遊走」を調節するだけではなく，結合することで細胞がもつさまざまな働きを促します．たとえば抗原提示細胞がT細胞と結合するときもMHC分子とTCRだけが結合しているわけではなく，互いの接着分子が結合してさまざまな刺激を与え合います．そのような接着分子を介する刺激が，サイトカインの産生や，細胞生存時間，種々の蛋白の表面発現，（顆粒球であれば）脱顆粒などに大きな影響を与えています．

シアリル Lewis^X (S-Le^X)

シアリル Lewis^X は臨床ではSL^{X}と表記するのが一般的で，腫瘍マーカーとしてよく用いられます．肺腺がん，乳がんなどがこの接着分子を異常に発現してしまうのです．

POINT 87

◆ 接着分子は細胞の状態によって表面発現や結合力が変化する
◆ 血管内皮細胞「セレクチン」⇔ 白血球「シアリル Lewis^X」
◆ 血管内皮細胞「ICAM-1」 ⇔ 白血球「$\alpha_L\beta_2$, $\alpha_M\beta_2$」

Chapter 10 免疫細胞を制御するもの〜分子生物学へ

Stage 88 細胞移動のメカニズム
サイトカイン, ケモカイン, 接着分子の共同作業

　接着分子が実際どのように働いているのか，イメージしにくいと思いますので，「炎症が始まり，好中球が炎症局所に遊走する」過程を例にその働きぶりを紹介します．

血管の拡張が血流を遅くする

　炎症はマクロファージが炎症性サイトカイン（IL-1，IL-6，TNF-α）やケモカイン（CXCL8）を産生するところから始まるのでしたね．そしてこれらのサイトカインの多くは**血管内皮細胞を活性化する作用をもっていました**（→ S04）．また，感染部位に存在する種々の細胞から産生される**脂質メディエーターも血管内皮細胞を活性化**します．これらの作用により**拡張して太くなった血管の血流はいつもより流れが遅く**なります．川も細い上流より広い下流のほうが流れが遅いですね．そして，血管内皮細胞はこれらの炎症性物質により活性化すると**P/E セレクチン，ICAM-1 といった接着分子を表面発現**し始めます（**図 88**）．以上から血管の中を流れる好中球はスピードが緩まり，**血管内皮細胞に接着しやすい状況**になります．

「ローリング」から「トランスマイグレーション」へ

　流れが遅くなった好中球がはじめに血管内皮に結合するには，**好中球上のシアリル Lewis^X が血管内皮細胞上の P セレクチン，E セレクチンに結合する**必要があります．しかしこの結合はそれほど強い結合ではなく，結合というよりも，好中球がセレクチンに引っ掛かりながら流れる感じで，実際の映像では血管内皮上をコロコロ転がっています．この状態は「**ローリング**」とよばれます．次に，転がりながらだんだんスピードが落ちた好中球は $α_L β_2$（LFA-1）や $α_M β_2$（Mac-1）といった接着分子で血管内皮の ICAM-1 としっかりと結合します．ついに**静止した好中球はケモカインの誘導により，（透過性の亢進した）血管内皮細胞の隙間から血管外へ抜け**

関連項目 ▶ ケモカイン→ Stage 86，接着分子→ Stage 87

出そうとします．もちろんこの移動のときにも接着分子が重要な役割を担っているのですが，そのメカニズムは複雑でまだ謎の多い部分です．**血管内皮細胞の間を抜け出ようとする過程は「トランスマイグレーション」**と表現されます．血管を完全に抜け出た好中球は，**ケモカインの濃度勾配にしたがって炎症局所に遊走**していきます．

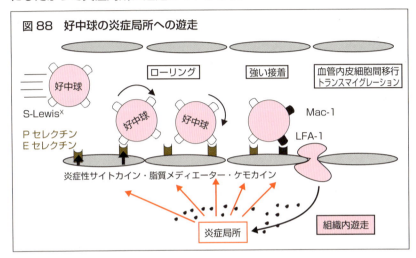

図88 好中球の炎症局所への遊走

細胞移動のメカニズムはさまざまな分野で重要

このように細胞が移動するメカニズムは，サイトカイン・ケモカインおよび接着分子による複雑な共同作業によって制御されています．ここでは好中球の遊走を例に挙げましたが，**好酸球の遊走，リンパ球のホーミング**，あるいは**がん細胞の転移などすべての細胞の移動に対して，サイトカイン・ケモカイン，接着分子は常に重要な役割**を演じているのです．

POINT 88

- ◆ 好中球遊走のストーリー
  感染部位で炎症性サイトカインや脂質メディエーターの産生
  →血管の拡張・透過性亢進，血流速度の低下
  さらに血管内皮細胞上の接着分子の発現
  →好中球が血管内皮に結合しやすくなる
  →弱い接着→内皮細胞上を転がる：ローリング
  →強い接着→静止
  →血管内皮細胞間の移行：トランスマイグレーション
  →ケモカインの誘導により炎症局所へ

Chapter 10 免疫細胞を制御するもの〜分子生物学へ

Stage 89 細胞内シグナル① 蛋白キナーゼ
活性化とは何なのか？

　サイトカインなどがリガンドとして受容体に結合すると，細胞はその刺激によってさまざまなアクションを起こします．たとえば増殖・分化であったり，サイトカインの産生であったり，接着分子の発現，遊走，脱顆粒，アポトーシスなど…免疫細胞の活動ほとんどすべてが**なんらかの受容体の刺激によって行われる**のです．

　細胞が種々の受容体から受けた刺激が，どのように細胞内で情報として伝達されるのか，すなわち細胞内シグナル伝達について，少し勉強する必要があります．これまで本書では話が難しくならないように，細胞内の話はできるだけ避けて説明してきましたが，いまや「シグナル伝達」を避けて免疫学の成書を理解するのは困難になってきているのです．

細胞や蛋白の「活性化」とは何なのか？

　細胞の膜やその中には，受容体からの刺激を伝達するための蛋白（分子）がたくさんあります．その刺激の多くは，「蛋白の一部がリン酸化される」ことによって，その蛋白が酵素としての機能を発揮し，また次の蛋白をリン酸化させるという，バケツリレーのような刺激の伝達が行われています．分子生物学でよく使う「活性化」という言葉は「機能が発揮できる状態になる」という意味ですが，多くの場合，細胞内蛋白のリン酸化が次々に連動して刺激が伝わっていく状況を指します．そして，シグナル伝達の最終目的は，遺伝子の転写因子を活性化し，ある目的の遺伝子を発現させることで細胞の機能を実現させることです（→ S91）．

セリン／スレオニンキナーゼとチロシンキナーゼ

　「キナーゼ（kinase K）」とは，リン酸化酵素（蛋白）のことです．細胞はその機能のために，細胞内蛋白のリン酸化（あるいはもとに戻す脱リン酸化）をくり返し行っています．キナーゼも酵素蛋白ですから，キナー

ゼ自身もリン酸化・脱リン酸化によって ON・OFF 調節を受けます．細胞内蛋白の 30％以上がキナーゼによるリン酸化を受け，細胞内のさまざまなシグナル伝達や代謝の調節因子として機能しています．

キナーゼは，蛋白の一部分であるアミノ酸分子のうち，主にセリン，スレオニン，チロシンというアミノ酸分子をリン酸化しますが，**99％以上がセリン／スレオニンキナーゼです**．チロシンキナーゼとして働く蛋白（キナーゼ）は 0.1％未満と少ないのですが，**チロシンキナーゼ（TyrK）の活性化のほうが細胞の働きにとって重要な場合が多く**，臨床医学ではこちらのほうが注目されます．というのも **TyrK の機能異常が病気の原因となることが多い**のです．たとえば TyrK は，がん細胞の増殖，移動やアポトーシスの調節に関与することが解明されており，特定の TyrK の阻害によってがんの増殖を抑制する「**分子標的治療薬**」が実際に臨床で使われています．**非小細胞肺がん**に対する **EGF 受容体型チロシンキナーゼ阻害薬**，**慢性骨髄性白血病**や **Philadelphia（フィラデルフィア）染色体陽性リンパ性白血病**に対する **Bcr-Abl チロシンキナーゼ阻害薬**がその代表です．

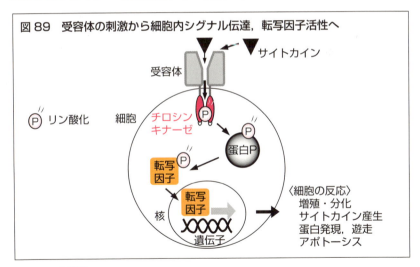

図 89　受容体の刺激から細胞内シグナル伝達，転写因子活性へ

POINT 89

◆ 細胞内シグナル伝達を行う種々の蛋白は「リン酸化」されることで次の蛋白へその刺激を伝える（＝次の蛋白をリン酸化する）
◆ シグナル伝達の最終目的は，遺伝子の転写因子を活性化してある目的の遺伝子を発現させ，細胞の機能を実現させることである

Chapter 10 免疫細胞を制御するもの〜分子生物学へ

Stage 90 細胞内シグナル② 受容体の種類と活性化
カップルになると活性化！

シグナル伝達の入り口である主な受容体は、以下の4つに分類できます．

①受容体型チロシンキナーゼ（増殖因子受容体）

受容体そのものが**チロシンキナーゼ（TyrK）**のドメイン（＝部分）をもつ受容体です．リガンドの結合によって2つの受容体が近づくことで，細胞内の TyrK ドメインが互いにチロシン残基をリン酸化し合い，活性化が始まります（**図90**）．受容体の活性化はこのように，==リガンドの結合によって受容体が架橋（クロスリンク）され，近づいて二量体になることで活性化が始まるパターンが多い==のです（→ S63）．**EGF（上皮増殖因子），VEGF（血管内皮増殖因子），PDGF（血小板由来増殖因子），IGF（インスリン様成長因子）**および**インスリン**の受容体がこれに分類され，**増殖因子受容体**ともよばれます．こちらのほうが受容体らしい名前ですよね．

②チロシンキナーゼ会合型受容体

①と混同しやすくてイラッとくるネーミングですが，この受容体は自分自身は TyrK ドメインをもちません．そのかわり非受容体型 TyrK と結合（会合）しており，リガンドが結合するとその TyrK が活性化されるという受容体です．==活性化の仕方は①の受容体型チロシンキナーゼとほぼ同じ==です（**図90**）．本書で登場したサイトカインの受容体はこの種類が多く，**JAK** とよばれる TyrK や **Src ファミリー**とよばれる TyrK と会合しています．**IL-○，IFN，TNF，GM-CSF の受容体**がこのタイプです．また，T細胞の TCR や B細胞の BCR はやや構造が異なるため**「Igスーパーファミリー受容体」**とよばれますが，大きくはここに分類できます．

③G蛋白共役型受容体（G蛋白受容体）

細長い分子がニョロニョロと==7回細胞膜を貫通し，そこに3つのG蛋

関連項目 ▶ 架橋（クロスリンク）→ Stage 63

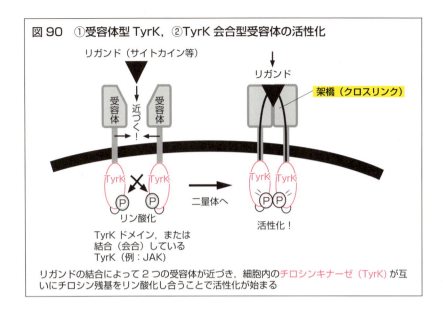

図90 ①受容体型TyrK，②TyrK会合型受容体の活性化

リガンドの結合によって2つの受容体が近づき，細胞内のチロシンキナーゼ（TyrK）が互いにチロシン残基をリン酸化し合うことで活性化が始まる

白が結合している受容体です（→図95左上）．ケモカインや脂質メディエーターのPGD2の受容体がここに分類されます．「G蛋白」とは，上流の受容体や活性化因子によってGDP結合型G蛋白（不活性型）がリン酸化され，GTP結合型になることで活性化する蛋白のことです．「GDP結合時→OFF，GTP結合時→ON」というように，下流の酵素のスイッチとして働きます．GαにはさらにGs, Gi, Gqなどのサブクラスがあります．

④IL-1受容体／TLR（Toll like receptor）

IL-1受容体（IL-1R）だけなぜかほかのILの受容体と活性経路が違い，TLRの経路と似ます．TLRは抗原物質をおおまかに識別する受容体でしたね（→S03）．とくにグラム陰性菌のLPSを認識するTLR4のシグナル経路が有名です．

POINT 90

◆ 受容体の分類とリガンド
①受容体型TyrK　　　　　← EGF, PDGF, IGF, インスリン
②TyrK会合型受容体　　　← IL-○, IFN, TNF, TCR, BCR
③G蛋白共役型受容体　　　← ケモカイン, PGD2
④IL-1受容体／TLR4　　　← IL-1/LPS

Chapter 10　免疫細胞を制御するもの〜分子生物学へ

Stage 91　細胞内シグナル③　細胞増殖／アポトーシスの制御
ところで転写因子って何？

　転写因子とは何かを理解するため，遺伝学の超基本を復習しましょう．その後は，細胞の増殖や生死を制御する最も代表的なシグナル伝達経路（の一部）である MAPK カスケードを勉強します．

遺伝子発現

　DNA に記録されている遺伝情報は，DNA の複製によって子孫に伝えられていきます．その一方で，遺伝情報は **DNA から RNA へとコピー，すなわち「転写」**され，さらに **RNA から蛋白へと「翻訳」**されることによって蛋白（ひいては細胞の）機能が実現されていきます．このように蛋白が合成されることを **遺伝子発現（蛋白の発現）** といいます（図91）．その**特定の遺伝子から転写を進めるのが「転写因子」**とよばれる蛋白です．

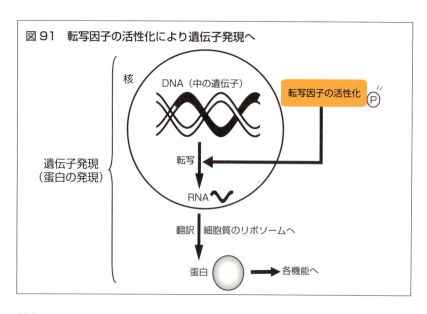

図91　転写因子の活性化により遺伝子発現へ

MAPK カスケード（MAPK 経路）

さて，ここからは，必ず**図95**（p.239）を見ながら読んでください．

MAPK カスケード（読み方：マップキナーゼカスケード）とは，**シグナル伝達でよく登場する一連の流れ**のことです（→図95真ん中やや下方）．MAPKKK（MAP キナーゼキナーゼキナーゼ）が，MAPKK を活性化し，MAPKK は MAPK を活性化します．MAPKKK，MAPKK，MAPK は物質名ではなく，図95の MAPK カスケードの各段に相当する種々のシグナル伝達物質の総称です．ちなみに，**MAPKKK はセリン／スレオニンキナーゼで，MAPKK はスレオニンとチロシン両方をリン酸化するキナーゼ**です．

MAPK は細胞の増殖・分化あるいは逆にアポトーシスといった細胞の生死を制御するシグナル蛋白で，**ERK，p38，JNK** の3つがあります．単に MAPK と書かれた場合，Ras → Raf（MAPKKK）の流れからくる **ERK だけを指しているとき**と，**ERK，p38，JNK を総称しているとき**がありますが，実際には MAPK カスケードは全体的に活性化することが多いようです．これらは**最終的には，Fos と Jun** の複合体である **AP-1 という転写因子を活性化**します．

memo　Raf

がん遺伝子の1つとして発見された raf 遺伝子の遺伝子産物です．セリン／スレオニンキナーゼで MAPKKK として重要なキナーゼ蛋白です．がん細胞の異常増殖に深く関与します．

POINT 91

◆ 遺伝子発現：DNA —転写→ RNA —翻訳→ 蛋白
◆ 転写因子：特定の遺伝子から転写を進める蛋白
◆ MAPK カスケード：ERK，p38，JNK が活性化される一連の流れ

Chapter 10 免疫細胞を制御するもの〜分子生物学へ

Stage 92 細胞内シグナル④ T細胞分化におけるSTATの役割
2役を同時にこなす優れもの！

　ここからは，免疫学を学ぶ者ならぜひおさえておきたい**5つの細胞内シグナル伝達経路**を紹介していきます．図95も必見です！

経路①【サイトカイン→STAT】

　転写因子STATの活性化は，「サイトカイン→**TyrK会合型受容体**→JAK（TyrK）の活性化→**STATの活性化**」の経路が有名です（→図95いちばん右）．STAT は signal transducers and activators of transcription の略で，その名前のとおり**「シグナル伝達」**と**「転写の活性化（転写因子）」**の2つの働きをもつ蛋白です．一般に受容体からのシグナルは，キナーゼやアダプター蛋白（→S93）によって次々に蛋白が活性化（リン酸化）され，**最終的には転写因子によって転写が制御**されますが，**STATを介するシグナル伝達ではこの過程がSTAT単独で可能**となるので，ほかの経路より仕事が速くなります（→図95）．

　STATファミリーにはSTAT1〜6まであり，**それぞれの活性化が細胞の分化・増殖を制御**します．もちろんSTATが関与するのはエフェクターT細胞への分化だけではありませんが，ナイーブTの細胞内でどのような転写因子が活性化することで，どのエフェクター細胞に分化するのか，**図92**に紹介しました．「**Th1への分化に重要な転写因子はSTAT4とT-bet**」「**Th2への分化にはSTAT6とGATA3**」「**Th17への分化にはSTAT3とRORγt**」は覚えておくとよいでしょう．

> **memo　自然リンパ球（ILC1〜3）の分化**
> 　ILCはその前駆細胞（CHILP：common helper-like ILC progenitors）からそれぞれの型に分化していきます．ところで，ILC1はTh1細胞，ILC2はTh2細胞，ILC3はTh17細胞とほぼ同じサイトカインを産生する自然免疫細胞でしたね．実は，その分化の条件も似ていて，ILC1はT-bet，ILC2はGATA3，ILC3はRORγtがその転写因子として必須であることがわかっています．STATがないだけで全部同じですね．

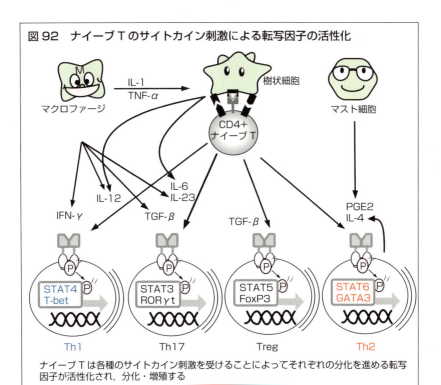

図92 ナイーブTのサイトカイン刺激による転写因子の活性化

ナイーブTは各種のサイトカイン刺激を受けることによってそれぞれの分化を進める転写因子が活性化され，分化・増殖する

POINT 92

◆ STAT：シグナル伝達と転写因子の2つの働きをもつ蛋白．細胞の分化・増殖を制御する
◆ 経路①【サイトカイン→STAT経路】
　サイトカイン→TyrK会合型受容体→JAK→STAT
　　　　　　　　　　　　　　　　　　→そのまま転写因子
◆ Th1への分化に重要な転写因子　：STAT4, T-bet
　Th2への分化に重要な転写因子　：STAT6, GATA3
　Th17への分化に重要な転写因子：STAT3, RORγt

Chapter 10 免疫細胞を制御するもの〜分子生物学へ

Stage 93 細胞内シグナル⑤ 種々のシグナル伝達物質

シグナル伝達用語に慣れろ！

　前 Stage では最もシンプルな経路1「サイトカイン→ STAT」の経路を紹介しましたが，これ以外にも紹介したいシグナル伝達経路があと4つあります．ここからは急に専門用語が増えて，流れがつかみにくくなる最後の難関です．ぜひ Stage 95 の図を拡大コピーして，それを見ながら勉強してください．

　さて，残りのシグナル伝達経路を理解するには，まず以下のシグナル伝達物質の用語に慣れる必要がどうしてもあります．

SH2 ドメインをもつ蛋白

　SH2 ドメイン（Src homology region2 domain）とは，**リン酸化されたチロシンを認識するセンサー**で，SH2 ドメインをもつ蛋白は積極的に動いてそのリン酸をもらいにいくことができます．すなわち，**活性化した受容体の周辺に自ら活性化されに集まっていくのです**．SH2 ドメインをもつ蛋白には，STAT，Src ファミリー TyrK，Zap70，Syk，PLC（ホスホリパーゼ C），PI3K（PI3 キナーゼ），Grb2 などがあります．図 95 で示した「SH2 ドメインをもつ蛋白」からの矢印は，シグナルの流れとしては下向きですが，蛋白の動きとしては受容体の方向（上向き）に近づいていっています．

アダプター蛋白

　活性化された**受容体の周辺に「キナーゼとなるほかの蛋白たち」を引っ張って集める力をもつ蛋白**で，Grb2 と MyD88 がその代表です．シグナル伝達は多くの場合，単独の蛋白だけではダメで，**いくつかの蛋白が集まって複合体をつくることで，下流の蛋白を活性化できるパターンが多い**のです．図 95 で磁石の形で示したアダプター蛋白からの矢印は，シグナルの流れとしては下向きですが，動きとしては下流にある蛋白がアダプ

ター蛋白のほう（上側）へ引っ張られています．

低分子量G蛋白

G蛋白受容体のG蛋白と機能は同じですが，分子量が小さい蛋白です．上流の活性化因子によって「GDP結合→OFF, GTP結合→ON」のように，下流の酵素のスイッチとして働きます．これもいくつかのファミリーがありますが，**RasファミリーのRasはMAPKカスケード**（→ S95）や PI3Kを活性化して細胞の増殖・分化を制御します．**Rhoファミリー（Cdc42, Rac, Rho）は細胞骨格や接着分子の制御，遊走に重要**です．

セカンドメッセンジャー

蛋白以外の小さい分子で，シグナル伝達に関わるものの総称です．図95では**楕円で囲まれているもの**です．**PI化合物（PIP3, IP3），DAG（ジアシルグリセロール），Ca, cAMP** などで，これらが蛋白に結合することで活性化させます．重要ポイントは，**PI3KはPIP2（ホスファチジルイノシトール二リン酸）を三リン酸のPIP3へとリン酸化**し，**PLC（ホスホリパーゼC）はPIP2をDAGとIP3の2つに分解する**ことです（→図95）．とくに**DAGはPKC（プロテインキナーゼC）を活性化する**ことでNFκBを導いたり，Ras活性化因子を刺激して**MAPKカスケード**を活性化する重要なセカンドメッセンジャーです．

POINT 93

- ◆ SH2ドメインをもつ蛋白：STAT, Srcファミリー, PLC, PI3K, Grb2 など
- ◆ アダプター蛋白：Grb2, MyD88
- ◆ 低分子量G蛋白：Ras, Cdc42, Rac, Rho
- ◆ セカンドメッセンジャー：PIP3, DAG, IP3, Ca など

Chapter 10 免疫細胞を制御するもの～分子生物学へ

Stage 94 細胞内シグナル⑥ NFκBの活性化
免疫・炎症反応ならこれに活を入れろ！

　さあ，いよいよ残り4つのシグナル伝達経路を覚えて本書の内容は終了です．その前にもう1つだけ，NFκBの役割を確認してから，シグナル伝達経路に行きましょう．しつこいようですが，必ず図95を見ながら勉強してください．

転写因子NFκB

　免疫・炎症反応で最も重要な転写因子はNFκB（NFカッパーB）です．NFκBはPOINT 94に挙げたように，炎症に関わるほとんどの物質の遺伝子発現の主役として働きます．NFκBが活性化するシグナル伝達経路は多数ありますが，代表として以下の2つをおさえましょう．

経路②【抗原提示→NFκB経路】

　T細胞のTCRが抗原提示を受けて活性化する過程を追っていきましょう．この経路についてまずは，図95のいちばん右のTyrK会合型受容体を見てください．TCRやBCRは，「Igスーパーファミリー受容体」とよばれています．このタイプの受容体の特徴は，ITAM（免疫受容体チロシン活性化モチーフ）というモチーフ（部分）を細胞内にもっていることです．2つの受容体が近づくことで，SrcファミリーTyrKが活性化し，それらによってITAMがリン酸化されます．リン酸化されたITAM周辺には，TCRならZap70（BCRならSyk）というSH2ドメインをもつ蛋白が積極的に活性化されに集まります．Zap70は同じくSH2ドメインをもつPLC（ホスホリパーゼC）の活性化を促し，DAG→PKC→IKK（IκBキナーゼ）と活性化が進みます．IKKは，「普段はNFκBと結合してその働きを抑制しているIκB」を分解し，NFκBが核内へ移動できるようにします．活性化したNFκBは，細胞のサイトカイン産生，接着分子，遊走因子，細胞増殖またはアポトーシスなど，すべての免疫・炎症反応の

中心的転写因子として活躍します．一方，途中で PLC の活性化から DAG が産生されましたね．DAG は Ras を活性化し，Ras は MAPK カスケードも PI3K の経路も促進します．さらに，PLC の活性化は IP3 →細胞内 Ca 濃度↑も導き，それは転写因子 NFAT を誘導します．抗原提示ではもう，細胞内のあちこちが活性化しまくりです．

経路③【LPS 抗原→ NFκB 経路】

　この経路は図 95 の IL-1 受容体／TLR から始まるのでまずをそれを見てください．細菌の LPS 抗原（リポ多糖）が TLR-4 に結合すると，細胞質内ではアダプター蛋白 MyD88 → IRAK → TRAF → TAK1 などが次々にリン酸化されます．TAK1 は IKK（IκB キナーゼ）を活性化して NFκB の活性化を誘導したり，MAPKKK として MAPK カスケードを活性化させます．NFκB は例のごとく炎症性物質の発現を促進します．また，NFκB 活性化によりアポトーシス関連因子も多く発現されます．そのため，炎症性物質を産生した細胞は死にゆく傾向が強いのです．「細胞の活性化」と聞こえはよいですが，実は働きを終えれば死ぬ（アポトーシスする）運命にあります．

POINT 94

◆ NFκB 制御下で産生される主な遺伝子産物
炎症性サイトカインのほぼすべて：TNF，IL-1，6，GM-CSF など
ケモカイン：IL-8，MCP，MIP-1α，Eotaxin
接着分子　：E セレクチン，ICAM-1
そのほか　：FasL などのアポトーシス因子
◆ 経路②【抗原提示→ NFκB 経路】
抗原提示→ TCR → Src ファミリー→ ITAM，Zap70 → PLC
　　　　 → DAG，IP3，Ca → PKC → IKK → NFκB
　　　　　　（DAG からは MAPK カスケードや PI3K の経路も）
　　　　　　（IP3，Ca からは転写因子 NFAT も）
◆ 経路③【LPS 抗原→ NFκB 経路】
LPS 抗原→ TLR4 → MyD88 → IRAK → TAK1 → IKK → NFκB
　　　　　　（TAK1 からは MAPK カスケードも）

Chapter 10 免疫細胞を制御するもの〜分子生物学へ

Stage 95 細胞内シグナルのまとめ
いまどこの話してんの？ とならないために！

　すでに**図 95** は何度も見ていると思いますが，免疫学で必要なシグナル伝達経路をまとめてあります．信じられないかもしれませんが，これでもかなり物質，矢印を厳選してシンプルにしてあるのです．この図を見て「ずいぶんおおざっぱにまとめたな」と思えるようになったら，一人前の（？）分子生物学研究者です．あとは自分の学問に必要な流れをさらに細かく覚えていくしかありません．この図がぼんやりとでも頭に入れば，成書や論文もかなり楽に読めることでしょう．

経路④【EGF → AP-1 経路】

　EGF（上皮増殖因子）は，文字どおり上皮系の細胞を増殖させるサイトカインです．EGF 受容体型 TyrK が刺激されると，**アダプター蛋白である Grb2 → Sos → Ras** と活性化が続きます．その後は MAPK カスケードや PI3K を活性化する経路から**転写因子 AP-1** の活性化に進みます．

経路⑤【ケモカイン→ PI3K → Rho 経路】

　PI3K は，どれとはいい切れないくらい多くのシグナル伝達経路に関わるキナーゼです．PI3K（PIP3）の上流も下流もたくさんありますが，ここでは，**ケモカイン刺激→ G 蛋白 ON → PI3K** の流れから **Rho が活性化**し，細胞の骨格変形，遊走を制御する経路を確認してください．

POINT 95

- ◆ 経路④【EGF → AP-1 経路】
  EGF →受容体型 TyrK → Grb2・Sos → Ras →
  　　　　　　　　　　　MAPK カスケード→ Erk → AP-1
- ◆ 経路⑤【ケモカイン→ PI3K → Rho 経路】
  ケモカイン→ G 蛋白受容体→ PI3K → Rho/ROCK
  　　　　　　　　　　　→細胞骨格制御，遊走，脱顆粒など

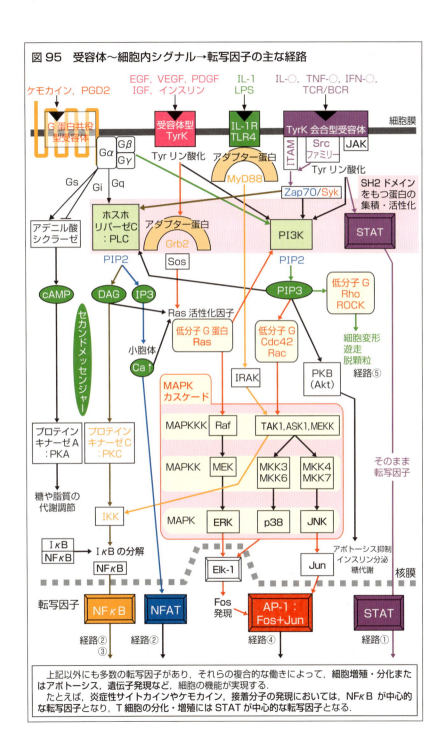

図95 受容体〜細胞内シグナル→転写因子の主な経路

Chapter 10 免疫細胞を制御するもの〜分子生物学へ

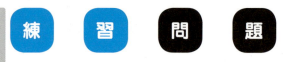

以下の図の●および□を埋めよ．（解答は図95を参照）

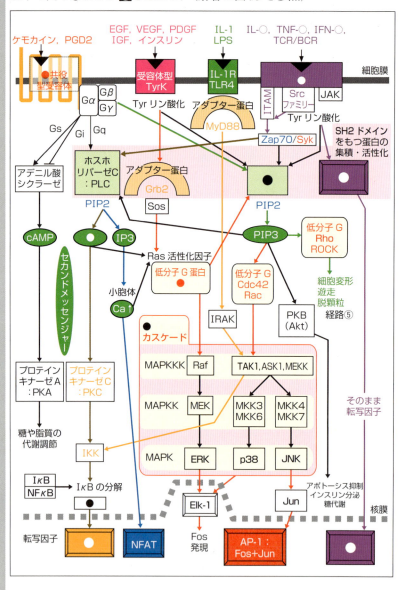

付録 国家試験問題 100 問にチャレンジ！

医・歯・薬，看護，臨床検査技師などを目指す学生の皆さん，将来受ける国家試験で出題された免疫学に関わる問題（約 6 年分）をここに集めました．わからない単語があっても気にせず，本書で見たことのある単語に注目して解けば大丈夫です！

医：医師国家試験問題，歯：歯科医師国家試験問題，薬：薬剤師国家試験問題，
看：看護師国家試験問題，技：臨床検査技師国家試験問題

01）歯 105C128
炎症の症候はどれか．すべて選べ．
　a. 腫脹　　b. 疼痛　　c. 発赤　　d. 発熱　　e. 出血

02）技 62 午後 47
炎症について正しいのはどれか．
　1. 発赤は晩期に出現する．　　2. 組織球は初期に出現する．
　3. 四徴には掻痒が含まれる．　　4. 化学的原因には放射線被ばくがある．
　5. ケミカルメディエータにはプロスタグランジンがある．

03）医 107B14
貪食能がないのはどれか．
　a. 好中球　　b. 樹状細胞　　c. 単球　　d. マクロファージ　　e. リンパ球

04）医 108G36
右図の末血塗抹 May-Giemsa 染色標本で矢印で示す血球で正しいものを 2 つ選べ．
　a. 抗体を産生する．
　b. 貪食能を有する．
　c. 遊走能を有する．
　d. 細胞性免疫に関与する．
　e. ウイルス感染細胞を傷害する．

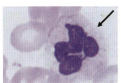

05) 歯 108A28

炎症巣の H-E 染色病理組織像を図に示す．正しいのはどれか．

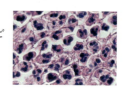

    a. 漿液性炎   b. 化膿性炎   c. 出血性炎
    d. 壊疽性炎   e. 線維素性炎

06) 歯 110A9

好中球の貪食活性を高めるのはどれか．

    a. IgA   b. IgD   c. IgE   d. IgG   e. IgM

07) 歯 108A103

急性炎症の特徴に該当しないのはどれか．

    a. 好中球の浸潤   b. 細静脈の拡張   c. 血管透過性の亢進
    d. 線維芽細胞の増殖   e. フィブリンの析出

08) 薬 97 回 118

免疫に関する記述のうち，正しいものを 2 つ選べ．

1. ナチュラルキラー（NK）細胞は，あらかじめ抗原感作を受けなくとも腫瘍細胞やウイルス感染細胞を傷害する．
2. マクロファージの表面にある Toll 様レセプターは，細菌の菌体成分の識別のための受容体としてはたらく．
3. 好中球が同一の異物により反復刺激を受けると，記憶細胞となり食作用が増強される．
4. T 細胞は細胞表面に免疫グロブリンをもたないため，抗原を認識することができない．
5. 肥満細胞（マスト細胞）は，細胞表面の主要組織適合遺伝子複合体（MHC）クラス II 分子により抗原を認識する．

09) 薬 100 回 120

感染防御に関する記述のうち，正しいものを 2 つ選べ．

1. ケモカインは好中球及びマクロファージを感染局所に誘引するが好酸球には作用しない．
2. マクロファージの細胞膜に存在する Toll 様レセプター（TLR）は細菌表面の特徴的な構造を認識する免疫グロブリンである．
3. 好中球の NADPH オキシダーゼによりスーパーオキシドアニオンが生成する．
4. 細胞小器官の一つであるゴルジ体は細菌を取り込んだ食胞（ファゴソーム）と融合し食胞内の細菌の消化・分解を促す．
5. IFN-γ はマクロファージを活性化しその殺菌作用を強化する．

10) 看 98 午後 18, 看 101 午前 27
リンパ系で正しいのはどれか.
  1. リンパ管には弁がない.　　　　2. 胸管は鎖骨下動脈に注ぐ.
  3. 吸収された脂肪の輸送に関与する.　4. リンパの流れは動脈と同方向である.

11) 歯 105A47
異物を貪食し, 抗原提示を行うのはどれか.
  a. 単球　　b. 好中球　　c. 好酸球　　d. 好塩基球　　e. リンパ球

12) 医 108G39, 技 59 午後 79
抗原提示能を有する細胞を3つ選べ.
  a. 好酸球　　b. 好中球　　c. 樹状細胞　　d. マクロファージ　　e. B細胞

13) 薬 99 回 118
クローン選択説の内容に合致する記述を2つ選べ.
  1. リンパ球の抗原受容体の多様性は受容体ポリペプチド鎖がさまざまな抗原を鋳型としてそれぞれに特異的な折りたたまれ方をすることで生み出される.
  2. 個体発生の段階で多様なリンパ球クローンが生成しその中から特定の抗原と結合する受容体をもつクローンが選択され増殖する.
  3. ある抗原に反応するリンパ球はその抗原とは異なる抗原に結合する抗体を分泌する細胞に分化する.
  4. 自己成分に強く反応するリンパ球クローンは免疫系が未成熟な時期に周囲の自己成分と接触することにより除去される.

14) 薬 99 回 119
抗体産生に関わる免疫細胞に関する記述のうち, 正しいものを2つ選べ.
  1. 抗体産生細胞（形質細胞）はT細胞が抗原刺激を受け分化した細胞である.
  2. 抗体産生には, Th2細胞が分泌するIL-4, IL-5, IL-13などのサイトカインが重要である.
  3. マクロファージや樹状細胞は, 抗原断片を主要組織適合遺伝子複合体（MHC）クラスI分子に結合させ, ヘルパーT細胞に対して提示する.
  4. 活性化されたT細胞の分泌するIL-2は, キラーT細胞の増殖及び分化には関与するが, ヘルパーT細胞には作用しない.
  5. 抗原によるリンパ球活性化における共刺激シグナル（補助シグナル）は, 抗原受容体とは異なる細胞膜成分を介する.

15) 看 101 午後 79, 看 100 午後 26
免疫担当細胞とその機能の組合せで正しいのはどれか.
   1. 好中球 ------ 抗原の提示
   2. 肥満細胞 ----- 補体の活性化
   3. 形質細胞 ----- 抗体の産生
   4. ヘルパー T 細胞 --- 貪食

16) 技 58 午前 79
T 細胞について正しいものを 2 つ選べ.
   1. 即時型アレルギーに関与する.
   2. 移植された非自己細胞を攻撃する.
   3. ヘルパー T 細胞には Th1 と Th2 とがある.
   4. 健常成人の末梢血中では B 細胞よりも少ない.
   5. 細胞傷害性 T 細胞は MHC クラス II 抗原と反応する.

17) 医 107E12
Th2 細胞について誤っているのはどれか.
   a. 液性免疫を活性化する.　　b. Th1 細胞を抑制する.
   c. 寄生虫感染で活性化される.　d. マクロファージを活性化する.
   e. インターロイキン 4 (IL-4) を産生する.

18) 技 62 午後 79
免疫担当細胞について正しいのはどれか.
   1. NK 細胞は CD8 陽性である.
   2. Th1 細胞は抗体産生を促進する.
   3. Treg 細胞は免疫応答を促進する.
   4. Th2 細胞は細胞性免疫を促進する.
   5. キラー T 細胞 (細胞傷害性 T 細胞) は MHC クラス I 発現細胞を殺傷する.

19) 技 60 午後 79
HLA で正しいのはどれか.
   1. 第 1 染色体に遺伝子座がある.
   2. 白血球以外では発現していない.
   3. 特定の疾患と相関が認められる.
   4. クラス I 抗原は CD4 陽性 T 細胞の抗原認識に関わる.
   5. クラス II 抗原は CD8 陽性 T 細胞の抗原認識に関わる.

20) 歯 107A110
Langhans 型巨細胞がみられるのものを 2 つ選べ.
   a. 結核　　b. 骨肉腫　　c. 多発性骨髄腫　　d. サルコイドーシス

e. 線維性エプーリス

21）歯 110A1
細菌の細胞壁分解能を有するのはどれか．
　　a. アミラーゼ　　　　b. リゾチーム　　　　c. ディフェンシン
　　d. ラクトフェリン　　e. ペルオキシダーゼ

22）技 62 午前 79
細菌に対する自然免疫で誤っているのはどれか．
　1. Toll 様受容体が細菌を認識する．
　2. 好中球は血中から炎症箇所に移動する．
　3. リゾチームは鼻の粘膜でのバリアーとなる．
　4. 補体活性化経路のうち古典経路が主として働く．
　5. 樹状細胞は抗原提示により獲得免疫への橋渡しを行う．

23）技 61 午前 79，薬 99 回 15
抗ウイルス作用を有するサイトカインはどれか．
　1. IFN-α　　2. IL-1　　3. IL-4　　4. IL-6　　5. TNF-α

24）医 110B14，歯 107A22
自然免疫に関与するのはどれか．
　　a. NK 細胞　　　　　　b. 形質細胞　　　　　c. ヘルパー T 細胞
　　d. 細胞傷害性 T 細胞　 e. B リンパ球（B 細胞）

25）技 58 午前 81
補体でオプソニン作用があるのはどれか．
　1. C2b　　2. C3a　　3. C3b　　4. C4a　　5. C4b

26）技 59 午前 81
血清中の濃度が最も高い補体成分はどれか．
　1. C1　　2. C2　　3. C3　　4. C4　　5. C5

27）薬 101 回 119
補体に関する記述のうち正しいのはどれか．2つ選べ．
　1. 補体は主として感染時に抗原刺激をうけた B 細胞により産生される．
　2. 補体はその遺伝子が再構成されて多様な抗原結合特異性を獲得する．
　3. 補体成分の分解生成物の中には血管透過性を亢進させるものがある．
　4. 病原体の表面に結合した C3b は食細胞による取り込みを促進する．
　5. 補体系の活性化は病原体表面に結合した抗体が補体成分を加水分解することにより始まる．

28) 技 62 午前 59
胸腺で行われるのはどれか.
　1. 単球の分化　　　　2. 好中球の産生　　　　3. Ｔリンパ球の成熟
　4. Ｂリンパ球の成熟　　5. 老化赤血球の処理

29) 技 61 午前 59
脾臓の機能として誤っているのはどれか.
　1. 髄外造血　2. 血球の貯留　3. 細菌の処理　4. 老化血球の処理
　5. Ｔ細胞の分化誘導

30) 看 100 午後 63, 看 98 午前 66
老年期の免疫機能の特徴で正しいのはどれか.
　1. Ｔ細胞は減少する.　2. Ｂ細胞は増加する.　3. 自己抗体の産生は低下する.
　4. 外来抗原に対する抗体の産生は亢進する.

31) 看 105 午後 30
アポトーシスで正しいのはどれか.
　1. 群発的に発現する.　　　2. 壊死のことである.
　3. 炎症反応が関与する.　　4. プログラムされた細胞死である.

32) 技 60 午前 79
自己免疫疾患の発症に最も関連の深い免疫系の特徴はどれか.
　1. 寛容　2. 記憶　3. 多様性　4. 特異性　5. 二次応答

33) 看 97 午前 12
健康な成人の血液中に最も多い抗体はどれか.
　1. IgA　　2. IgE　　3. IgG　　4. IgM

34) 薬 100 回 119
右図はある抗原をマウスに投与したとき
の血液中の抗体価を調べたものである.
同一の抗原を矢印（1）及び（2）で示す
時期に投与した．曲線Ａ及びＢはそれ
ぞれ IgG あるいは IgM のいずれかの測
定値である．これについて正しいものを
2つ選べ.

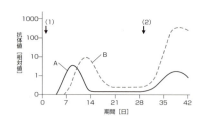

　1. 曲線Ａは IgG，曲線Ｂは IgM の測定値をそれぞれ示している.
　2. 曲線Ｂの 30 日目以降に認められる抗体価の急激な上昇には，記憶細胞の形
　　成が関与する.
　3. （2）の抗原投与の後曲線Ｂのように急激に抗体価が上昇する現象は自然免

246

疫の特徴である.
4. (2) の抗原投与の後, 曲線 A に比べ曲線 B がより顕著に上昇する現象には, 抗体のクラススイッチが関与する.

35) 技 59 午後 80
J鎖をもつ免疫グロブリンを2つ選べ.
1. IgA　　2. IgD　　3. IgE　　4. IgG　　5. IgM

36) 看 103 午前 66
成乳と比較した初乳の特徴で正しいのはどれか.
1. ラクトアルブミンが少ない.　　2. IgA の含有量が多い.
3. 粘稠度が低い.　　4. 乳糖が多い.

37) 技 61 午後 79
IgA について正しいのはどれか.
1. 5量体である.　　2. 分泌成分と結合する.　　3. 胎盤通過性を有する.
4. 4種のサブクラスがある.　　5. 補体古典経路を活性化する.

38) 技 58 午前 80
IgG について正しいものを2つ選べ.
1. 胎盤通過性がある.　　2. 分子量は約90万である.
3. 分泌成分と結合している.　　4. 4つのサブクラスがある.
5. H鎖の定常部ドメインは4個からなる.

39) 看 99 午前 7
乳児で IgG 抗体量が最も少なくなる時期はどれか.
1. 生後 0～2 か月　　2. 生後 3～6 か月　　3. 生後 7～9 か月
4. 生後 10～12 か月

40) 歯 110C99
遺伝子再構成で多様性を獲得するものを2つ選べ.
a. B細胞　　b. T細胞　　c. NK細胞　　d. 樹状細胞　　e. 肥満細胞

41) 薬 97 回 119
ヒトの抗体及びその遺伝子に関する記述のうち, 誤っているのはどれか.
1. 定常部は, 重鎖（H鎖）及び軽鎖（L鎖）に存在する.
2. H鎖の定常部及び可変部をコードする遺伝子は, 染色体上で離れて存在する.
3. H鎖の可変部は, V, D 及び J の 3 つの遺伝子断片によってコードされる.
4. 遺伝子の組換えにより, 可変部の多様性が生み出される.
5. L鎖の可変部の種類は, V遺伝子の数とほぼ等しい.

42) 歯 108A43, 看 101 午前 26, 看 103 午後 11
体温調節中枢が存在するのはどれか．1つ選べ．
　　a. 小脳　　b. 延髄　　c. 松果体　　d. 視床下部　　e. Broca 領域

43) 薬 97 回 182
ウイルス性肝炎（A，B，C 型）に関する記述のうち，正しいものを2つ選べ．
　1. C 型肝炎の感染経路は，非経口感染である．
　2. B 型肝炎ウイルスは，RNA ウイルスである．
　3. A 型，B 型，C 型のいずれも，ウイルスが肝細胞を直接破壊して発症する．
　4. B 型肝炎ウイルスの抗体は，HBc → HBe → HBs の順で陽性化する．
　5. C 型急性肝炎の慢性化率は他の肝炎に比べて低い．

44) 技 61 午後 81
B 型急性肝炎の発症の指標はどれか．
　1. HBe 抗原陽性　　2. HBe 抗体陽性　　3. HBs 抗原陽性
　4. HBs 抗体陽性　　5. IgM-HBc 抗体陽性

45) 技 60 午前 82
感染の治癒を示す指標はどれか．
　1. HBs 抗体　　2. HCV 抗体　　3. HIV 抗体　　4. HTLV-1 抗体
　5. IgM 型 HAV 抗体

46) 医 111 回 D31
55 歳の女性．活動性の関節リウマチと診断された．HBs 抗原と HBs 抗体は陰性．抗リウマチ薬を投与する前に追加して測定すべきなのはどれか．
　　a. HBc 抗原　　b. HBc 抗体　　c. HBe 抗原　　d. HBe 抗体　　e. HBV-DNA

47) 医 109C17
25 歳の臨床研修医．患者の採血後，誤って自分の指に針を刺した．この研修医に対して洗浄の後に行う対応として適切なのはどれか．
　　a. 検査や処置を行わず経過を観察する．
　　b. HBs 抗原，HBs 抗体，HCV 抗体および抗 HIV 抗体の血液検査を行う．
　　c. 抗 HIV 薬を投与する．
　　d. HB ワクチンを接種する．
　　e. HBs 抗体含有免疫グロブリン製剤を投与する．

48) 医 110A02
非結核性肺抗酸菌症では頻度が低く，肺結核症で頻度が高い所見はどれか．
　　a. 血痰　　b. CRP 上昇　　c. 空洞性肺結節　　d. 喀痰塗抹 Ziehl-Neelsen 染色陽性
　　e. 全血インターフェロンγ遊離測定法（IGRA）陽性

49) 歯 108C121
ワクチン投与により予防できるのはどれか．すべて選べ．
 a. AIDS b. 風疹 c. 麻疹 d. ポリオ e. デング熱

50) 医 107E30
我が国において予防に生ワクチンが使われているものを2つ選べ．
 a. 結核 b. 風疹 c. 日本脳炎 d. 細菌性髄膜炎 e. 肺炎球菌性肺炎

51) 医 110G7
不活化ワクチンはどれか．
 a. MR ワクチン b. 水痘ワクチン c. BCG ワクチン
 d. 日本脳炎ワクチン e. ロタウイルスワクチン

52) 看 97 午前 52
麻疹の予防接種で正しいのはどれか．
 1. 3歳から接種できる． 2. 不活化ワクチンである．
 3. 法律による定期予防接種である． 4. 一度接種すると一生罹患しない．

53) 薬 100 回 129
予防接種法に基づく定期予防接種に関する記述のうち正しいものを2つ選べ．
 1. 学校内での集団感染を防ぐためインフルエンザワクチンは6歳で接種する．
 2. ワクチン接種により起こる痛み，腫れ，発赤等の軽度の副反応は完全には防ぐことができない．
 3. 麻疹及び風疹は中学校就学以降に感染しやすいため11～12歳で接種する．
 4. 乳児や小児の間で流行する感染症の定期予防接種は母子免疫が消失する前の生後早い時期に設定されている．
 5. BCG ワクチンは予防効果を高めるため1歳と5歳で接種する．

54) 看 97 午後 3
ウイルス感染後の長期の獲得免疫に関わるのはどれか．
 1. 好中球 2. 好酸球 3. 肥満細胞 4. メモリー（記憶）T 細胞

55) 技 62 午前 82，技 59 午後 82
能動免疫はどれか．2つ選べ．
 1. 感染による抗体獲得
 2. ワクチン接種による抗体獲得
 3. 免疫グロブリン（γ-グロブリン）製剤による抗体獲得
 4. 母乳を介した母親から児への抗体の移行
 5. 胎盤を介した母親から胎児への抗体の移行

56) 技 62 午前 80
抗原について正しいのはどれか.
1. 異好抗原は不完全抗原の一種である.
2. 不完全抗原はアジュバントとも呼ばれる.
3. IgG 抗体を産生させる抗原を不完全抗原という.
4. BSA（ウシ血清アルブミン）は不完全抗原である.
5. 不完全抗原に対する抗体作製にキャリアが利用される.

57) 歯 109A73 e
全身性炎症反応症候群でみられる症候を引き起こすのはどれか.
 a. 抗体　　b. 補体　　c. ケトン体　　d. クレアチニン　　e. サイトカイン

58) 医 106G038
敗血症による多臓器機能障害の発生に関与するものを 2 つ選べ.
 a. 腫瘍壊死因子（TNF）　　b. エンドトキシン　　c. ハプトグロビン
 d. クリオグロブリン　　e. von Willebrand 因子

59) 薬 101 回 120
I 型アレルギーに関する記述で正しいものを 2 つ選べ.
1. I 型アレルギーの原因となる IgE は主としてヘルパー T 細胞により産生される.
2. I 型アレルギーでは，ヒスタミンが B 細胞の顆粒から放出される.
3. アレルゲンに対して産生された IgE は肥満細胞上の特異的受容体と結合する.
4. ウルシによる接触性皮膚炎は I 型アレルギーに分類される.
5. 花粉，ダニ，ハウスダストなどが抗原となって IgE が産生され感作された状態では，同じ抗原が再度侵入した時に I 型アレルギーの症状があらわれる.

60) 技 61 午前 83, 看 99 午前 32, 看 100 午前 82
I 型アレルギーはどれか. 2 つ選べ.
 1. アナフィラキシーショック　　2. 全身性エリテマトーデス
 3. 自己免疫性溶血性貧血　　4. 接触性皮膚炎　　5. 蕁麻疹

61) 歯 108A124
アナフィラキシーショックでみられるのものを 2 つ選べ.
 a. Hb 値の低下　　b. 上気道の浮腫　　c. 蕁麻疹の出現
 d. 静脈還流の増加　　e. 血管透過性の低下

62） 歯 107C57
細胞膜由来の起炎性物質を2つ選べ.
 a. ヒスタミン　　　b. カリクレイン　　　c. ブラジキニン
 d. ロイコトリエン　　e. プロスタグランジン

63） 看 98 午後 82．（類題）看 103 午後 62
アナフィラキシーショックに対して最も即効性があるのはどれか.
 1. 塩化カリウム　　2. テオフィリン　　3. アドレナリン
 4. プレドニゾロン　　5. 硫酸マグネシウム

64） 看 102 午前 79
ペニシリン投与によって呼吸困難となった患者への第一選択薬はどれか.
 1. ジギタリス　　2. テオフィリン　　3. アドレナリン
 4. 抗ヒスタミン薬　　5. 副腎皮質ステロイド

65） 医 111H10
敗血症性ショックに対する循環器作用薬の第一選択となるのはどれか.
 a. アトロピン　　b. アドレナリン　　c. イソプロテレノール
 d. ドパミン　　e. ノルアドレナリン

66） 医 111I21
アレルギー性鼻炎における鼻閉の発症に関与するのはどれか.
 a. 血清 IgG4　　b. アドレナリン　　c. ロイコトリエン
 d. C1 インヒビター　　e. プロスタグランジン

67） 医 106I34
アスピリン喘息の特徴はどれか．2つ選べ.
 a. 女性に多い．　　b. 季節性がある．　　c. IgE を介する．
 d. 鼻茸を合併しやすい．　　e. インドメタシンは発作の原因とならない．

68） 歯 108A18
酸性非ステロイド性抗炎症薬が阻害するのはどれか.
 a. リポキシゲナーゼ　　b. ホスホリパーゼ C　　c. アデニル酸シクラーゼ
 d. シクロオキシゲナーゼ　　e. プロテインキナーゼ A

69) 歯 109A107
リン脂質の代謝経路の模式図を示す．酵素①を不可逆的にアセチル化するのはどれか．
    a. アスピリン   b. インドメタシン
    c. アセトアミノフェン
    d. ジクロフェナクナトリウム   e. ロキソプロフェンナトリウム水和物

```
        リン脂質
          ↓
        アラキドン酸
       酵素①↓
        プロスタグランジン H₂
        ↙         ↘
プロスタグランジン E₂   トロンボキサン A₂
```

70) 看 103 午前 15
抗血小板作用と抗炎症作用があるのはどれか．
    1. ヘパリン   2. アルブミン   3. アスピリン   4. ワルファリン

71) 医 110I25, 医 106E29（改題）
末梢血で好酸球増多を呈することが最も少ないのはどれか．
    a. 気管支喘息   b. 気管支拡張症
    c. 肝吸虫症   d. アレルギー性肉芽腫性多発血管炎
    e. アレルギー性気管支肺アスペルギルス症

72) 医 106I31
末梢血で好酸球増多が特徴的なのはどれか．2つ選べ．
    a. アレルギー性気管支肺アスペルギルス症   b. びまん性汎細気管支炎
    c. Churg-Strauss 症候群   d. アミロイドーシス   e. 肺胞蛋白症

73) 技 62 午前 84
II 型アレルギーはどれか．2つ選べ．
    1. 気管支喘息   2. 重症筋無力症   3. 急性糸球体腎炎
    4. 自己免疫性溶血性貧血   5. 全身性エリテマトーデス（SLE）

74) 技 59 午前 47
II 型アレルギー反応はどれか．2つ選べ．
    1. Goodpasture 症候群   2. 関節リウマチ   3. 気管支喘息
    4. 重症筋無力症   5. 全身性エリテマトーデス（SLE）

75) 医 110E20
III 型アレルギーによる疾患はどれか．
    a. 蕁麻疹   b. 水疱性類天疱瘡   c. アトピー性皮膚炎
    d. アレルギー性接触皮膚炎   e. Schönlein-Henoch 紫斑病

76) 技 60 午前 84
Ⅲ型アレルギー性疾患はどれか.
　1. 気管支喘息　　　　　　　2. Basedow 病　　　　　　3. 重症筋無力症
　4. 自己免疫性溶血性貧血　　5. 全身性エリテマトーデス

77) 薬 98 回 120
アレルギー及び自己免疫疾患に関する記述のうち，誤っているのはどれか.
　1. アナフィラキシーショックは，IgE 抗体の関与する I 型アレルギーで引き起こされる.
　2. 接触性皮膚炎は，主に活性化された T 細胞やマクロファージによって引き起こされるⅣ型アレルギーである.
　3. 胎児の赤血球抗原により母体が感作され生成する抗体は，IgM クラスであるため，胎盤を通過しやすく新生児溶血性貧血の原因となる.
　4. ニコチン性アセチルコリン受容体に対する自己抗体は，重症筋無力症に関与する.
　5. バセドウ病は，甲状腺刺激ホルモン（TSH）受容体に対する自己抗体の作用による甲状腺機能亢進が原因となる.

78) 技 62 午前 15
膠原病と自己抗体の組合せで正しいのはどれか.
　1. Sjögren 症候群 -------------------------------- 抗 Sm 抗体
　2. 関節リウマチ（RA）----------------------DNA 抗体
　3. 強皮症 -- 抗 Scl-70 抗体
　4. 混合性結合組織病（MCTD）---------- 抗 Jo-1 抗体
　5. 全身性エリテマトーデス（SLE）----抗 RNP 抗体

79) 看 103 午後 83
Ⅳ型（遅延型）アレルギー反応について正しいのはどれか．2 つ選べ.
　1. IgE 抗体が関与する.　　　　　2. 肥満細胞が関与する.
　3. T リンパ球が関与する.　　　　4. ヒスタミンが放出される.
　5. ツベルクリン反応でみられる.

80) 医 107G14，歯 107A12，看 105 午前 70（改変）
Ⅳ型アレルギーに分類されるのはどれか.
　a. 気管支喘息　　　b. 蕁麻疹　　　　c. 特発性血小板減少性紫斑病（ITP）
　d. 糸球体腎炎　　　e. アレルギー性接触皮膚炎

81）歯 109A96
ヒト同種移植時における拒絶反応の際に抗原となるのはどれか．
　　a. CD4 分子　　　b. CD8 分子　　　c. Fc 受容体
　　d. Toll 様受容体　　e. MHC クラス I 分子

82）薬 100 回 217
移植臓器に対する拒絶反応について正しいものを 2 つ選べ．
　1. 臓器提供者（ドナー）と受容者（レシピエント）が親子であれば一般に拒絶反応は起こらない．
　2. ドナーとレシピエントのヒト白血球抗原：HLA の不適合は拒絶反応の要因となる．
　3. 移植された臓器がレシピエントの免疫反応により傷害される反応を移植片対宿主反応（graft-versus-host reaction, GVHR）という．
　4. 移植後，数日から数週間で起こる急性拒絶反応に T 細胞は関与しない．
　5. タクロリムスは細胞内の特定のタンパク質と複合体を形成し転写因子の活性化に関わるホスファターゼを阻害する．

83）歯 107C55
金属アレルギーと同じ機序で起こるのはどれか．
　　a. 血清病　　　b. 気管支喘息　　　c. 移植片対宿主病（GVHD）
　　d. アナフィラキシーショック　　　e. 特発性血小板減少性紫斑病（ITP）

84）看 98 午前 59
同種骨髄移植で正しいのはどれか．
　1. 提供者との ABO 式血液型の一致が条件である．
　2. 手術室において全身麻酔下で移植される．
　3. 免疫抑制薬を用いる．　　4. 骨髄生着後は感染の危険性がなくなる．

85）技 60 午後 88
細胞性免疫反応によって起こる輸血副作用はどれか．
　1. 輸血後 GVHD　　　2. アナフィラキシー　　　3. 発熱性輸血副作用
　4. 溶血性輸血副作用　　5. 輸血関連急性肺障害（TRALI）

86）歯 110D10
35 歳の男性．口腔内の疼痛を訴えて来院．口腔内や舌に強い炎症・組織障害を認める．白血病のため造血幹細胞移植を受けたが，術後半年ころから同様の症状が繰り返されている．主な原因となるのはどれか．
　　a. レシピエントの抗体　　　b. レシピエントの血小板
　　c. ドナー由来の B リンパ球　　d. ドナー由来の T リンパ球
　　e. レシピエントの末梢血幹細胞

87) 医 109B16, 技 60 午後 83
食細胞機能不全症はどれか.
1. 慢性肉芽腫症　　　2. DiGeorge 症候群　　　3. 重症複合免疫不全症
4. Wiskott-Aldrich 症候群　　5. X 連鎖性無 γ-グロブリン血症

88) 技 61 午後 82
慢性肉芽腫症で障害されるのはどれか.
1. 殺菌能　　2. 貪食能　　3. 遊走能　　4. 抗体産生能　　5. 細胞傷害能

89) 技 58 午後 83
細胞性免疫のみが障害されるのはどれか.
1. 多発性骨髄腫　　　2. 慢性肉芽腫症　　　3. DiGeorge 症候群
4. 重症複合免疫不全症　　5. X 連鎖無 γ-グロブリン血症

90) 医 110I1
アスペルギルス症が最も合併しやすいのはどれか.
a. 無ガンマグロブリン血症　　b. Wiskott-Aldrich 症候群
c. 毛細血管拡張性失調症　　d. DiGeorge 症候群　　e. 慢性肉芽腫症

91) 技 61 午前 77　歯 109C4（類題）
HIV とその感染症について正しいのはどれか.
1. DNA ウイルスである.
2. CD4 陽性 T 細胞に感染しその数を減少させる.
3. HIV1 〜 HIV6 に分類される.
4. 感染後無症候期が続きウインドウ期に移行する.
5. 後天性免疫不全症候群（AIDS）を発症すると血中ウイルス量は減少する.

92) 看 105 午前 82
HIV の感染経路で正しいものを 2 つ選べ.
1. 感染者の嘔吐物との接触　　2. 感染者の咳による曝露
3. 感染者の糞便との接触　　4. 感染者からの輸血　　5. 感染者との性行為

93) 看 98 午後 9
日和見感染症はどれか.
1. 麻疹　　　　　　　　2. インフルエンザ
3. マイコプラズマ肺炎　　4. ニューモシスチス肺炎

94）看99午前2
ストレス下で分泌されるホルモンはどれか．
　1．カルシトニン　　2．アドレナリン
　3．バソプレシン　　4．エリスロポエチン

95）歯110C109
急性ストレス反応で血中濃度が上がるものを2つ選べ．
　a．アドレナリン　　b．オキシトシン　　c．コルチゾール
　d．黄体形成ホルモン　　e．卵胞刺激ホルモン

96）看100午前24
副腎皮質ステロイドの作用はどれか．
　1．炎症の抑制　　2．食欲の抑制　　3．免疫の促進
　4．血糖の低下　　5．血圧の低下

97）薬99回151
生体内情報伝達をつかさどる受容体に関する記述のうち，正しいものを2つ選べ．
　1．細胞膜受容体にはGタンパク質共役型，イオンチャネル内蔵型及び1回膜貫通型がある．
　2．神経筋接合部に存在するニコチン性アセチルコリン受容体はGタンパク質共役型である．
　3．血管内皮増殖因子（VEGF）受容体は1回膜貫通型である．
　4．心房性ナトリウム利尿ペプチド（ANP）受容体はイオンチャネル内蔵型である．
　5．サイトカイン受容体は，核内に存在する．

98）医111D17
チロシンキナーゼ阻害薬が適応である疾患を2つ選べ．
　a．慢性骨髄性白血病　　b．本態性血小板症　　c．慢性リンパ性白血病
　d．急性前骨髄球性白血病　　e．Philadelphia染色体陽性急性リンパ性白血病

99）薬99回40
Bcr-Ablチロシンキナーゼを阻害し，抗悪性腫瘍作用を示す薬物はどれか．
　1．メトトレキサート　　2．イマチニブ　　3．ブレオマイシン
　4．ゲフィチニブ　　5．イリノテカン

100）薬99回223
上皮増殖因子受容体（EGFR）の細胞における局在について，正しい場所を示しているのはどれか．1つ選べ．

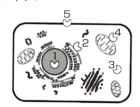

解答＆参照 Stage と正解へのヒント
※は次のページに補足説明があります．

01) a, b, c, d → S02
02) 5 → S64
03) e※ → S05, S11
04) b, c※ → S02, S04
05) b → S02
06) d → S32
07) d →
　　S02, S32, S54, S81
08) 1, 2※ →
　　S21, S35, S03
09) 3, 5※ →
　　S32, S53, S24
10) 3 → S09
11) a → S33
12) c, d, e → LU2
13) 2, 4 →
　　S10, S12, S50, S51
14) 2, 5※ → S15, S13
15) 3 → S16
16) 2, 3 → S43, S76
17) d → S43, S44
18) 5 → S43～S45, LU2
19) 1 → S76, LU2
20) a, d → S24
21) b → S32
22) 4※ →
　　S03, S07, S32, S29, S30
23) 1 → S20, S85
24) a → S20, S35, S28
25) 3 → S29, S30
26) 3 → S29, S30
27) 3, 4※ → S29, S30
28) 3 → S42, S50, S51
29) 5 → S42
30) 1 → S42
31) 4※ → S46

32) 1 → S51
33) 3 → S37
34) 2, 4 → S37, S59
35) 1, 5 → S36
36) 2 → S38
37) 2 → S36, S38, LU11
38) 1, 4 →
　　LU11, S38, S36, S41
39) 2 → LU11
40) a, b → S48, S49
41) 5 → S48, S49
42) d → LU6
43) 1, 4 → S57
44) 5 → S57
45) 1 → S57
46) b※ → S57
47) b → S57
48) e → S56
49) b, c, d → S58, LU8
50) a, b → S58, LU8
51) d → S58, LU8
52) 3 → S58, LU8
53) 2, 4 → LU8
54) 4 → S59
55) 1, 2 → S58
56) 5※ → S39
57) e → S60
58) a, b → S60
59) 3, 5 → S62～S65, 75
60) 1, 5 → S77
61) b, c → S65
62) d, e → S64
63) 3 → S65
64) 3 → S65
65) e → S60
66) c → S65, S68

67) a, d → LU9
68) d → S64, LU9
69) a → S01, LU9
70) 3※ → S65, LU9
71) b → LU10
72) a, c → LU10
73) 2, 4 → S77
74) 1, 4 → S77
75) e → S77
76) 5 → S77
77) 3 → S77, S74, LU11
78) 3 → S74
79) 3, 5 → S75
80) e → S77
81) e → S76
82) 2, 5 → S76, LU12
83) c※ → S77
84) 3 → LU12
85) 1 → S76, LU12
86) d → LU12
87) 1 → S79
88) 1 → S79
89) 3 → S78, S79
90) e → S79
91) 2 → S80, LU14
92) 4, 5 → S80
93) 4 → S80
94) 2 → S83
95) a, c → S83
96) 1※ → S68
97) 1, 3 → S90, S95
98) a, e → S89
99) 2 → S89
100) 5 → S90, S95

※ 03） 厳密には樹状細胞の異物の取り込みは貪食とはよばれない．b は△．
※ 04） 図は好中球．
※ 08） マスト細胞は TLR で抗原を認識し，MHC クラス II で抗原提示を行う．
※ 09） TLR は免疫グロブリンではない．また 4 は，ゴルジ体ではなくライソソームについての記述である．
※ 14） IL-2 はすべての T 細胞の分化・増殖に必要．
※ 22） 古典経路は抗原＋抗体の反応から始まるので体液性免疫から始まるともいえるが，抗原に対し特異性はないので正確には自然免疫に含まれる．4 は△．
※ 27） 抗体ではなく，C3 転換酵素による C3 成分の加水分解で活性化する．5 は ×．
※ 29） 1～4 は脾臓の機能として覚える．
※ 31） アポトーシスを起こした細胞はすみやかにマクロファージなどに貪食され，細胞内容物の流出はほとんど起こらない．このため細胞内容物が流出するネクローシスと異なり，炎症は伴わない．
※ 46） 免疫抑制剤により B 型肝炎が発症しうるため，HBc 抗体を測定しておく．
※ 56） 異好抗原：種の異なる生物なのに共通して存在する抗原のこと．フォルスマン抗原が有名：モルモット，ウマ，イヌ，ヤギ，ヒツジ，一部の細菌には存在するが，ウサギ，ウシ，ブタ，大多数の細菌にはない．
※ 70） アスピリンによって TXA2 を抑制し，血小板の凝集を抑制する．
※ 83） 金属アレルギーは接触性皮膚炎の 1 つ．
※ 96） 副腎皮質ステロイドの作用は，免疫反応の抑制（長期投与で易感染）のほか，食欲増進，血糖値上昇，蛋白の異化亢進（分解と産生の亢進）や，長期投与で消化管潰瘍，骨粗鬆症などがある．

参考図書

『アバス-リックマン-ピレ 分子細胞免疫学 原著第 7 版』
　松島綱治, 山田幸宏監訳, ELSEVIER, 2014 年
『Janeway's 免疫生物学 原書第 7 版』笹月健彦監訳, 南江堂, 2010 年
『カラー図説 免疫-感染症と炎症性疾患における免疫応答-』
　笹月健彦監訳, メディカル・サイエンス・インターナショナル, 2009 年
『医系免疫学 改訂 14 版』矢田純一著, 中外医学社, 2016 年
『医科免疫学 改訂第 6 版』菊地浩吉ほか編, 南江堂, 2008 年
『臨床アレルギー学 改訂第 3 版』宮本昭正監修, 南江堂, 2007 年

Special Thanks〈敬称略〉

萱場広之（弘前大学大学院医学研究科 臨床検査医学講座）
櫛引美穂子（弘前大学医学部附属病院 検査部）
藤田絵理子（弘前大学医学部附属病院 検査部）
井上文緒（弘前大学医学部附属病院 検査部）
所　正治（金沢大学医薬保健研究域医学系　寄生虫感染症制御学講座）
齋藤由紀子, 朱夏, 青冬, 森川優子
齋藤翠子

索 引

◆あ行

アジュバント 144
アスピリン喘息 170
アダプター蛋白 234, 238
アトピー性 155
アトピック 155
アナジー 112, 208
アナフィラキシーショック 161
アナフィラキシー反応 154, 161
アポトーシス 29, 110, 113
アラキドン酸 158
アラキドン酸カスケード 158
アレルギー（反応） 123, 152-171
アレルギー性鼻炎 161, 166
移植片拒絶反応 190, 195
移植片対宿主病 195
Ⅰ型アレルギー 154
Ⅰ型インターフェロン 46
一次リンパ組織 98
遺伝子の再編成 114, 116
遺伝子発現 230
飲作用 11
飲食作用 11
インターロイキン 8
インテグリンファミリー 223
ウイルス感染 43-50, 144
エフェクターT細胞 27, 28
炎症 45, 62, 80, 130, 134, 136
炎症細胞 133, 163
炎症性サイトカイン 8, 14, 34, 80, 224
エンドサイトーシス 11, 15
エンドトキシン 149
オートファジー 15
オプソニン化 13, 36, 73, 78

◆か行

化学伝達物質→脂質メディエーター
架橋 156
獲得免疫→適応免疫

活性化マクロファージ 56, 62, 188
活性酸素 78, 132, 199
化膿菌 4, 62, 196
化膿性炎症 4, 14, 36, 62, 130
花粉症 152, 160, 166
顆粒球 76, 78
がん細胞 84, 206, 208
感作 183
間質性肺炎 185
関節リウマチ 184
完全抗原 94
気管支喘息 154, 156, 167, 170
寄生虫 2, 63, 171
キナーゼ 226, 232, 234
逆転写酵素 204
キャリア 95, 142
共刺激 28
共刺激分子 28, 82
胸腺 21, 98, 102, 118, 120
胸腺樹状細胞 120
胸腺髄質 120
胸腺低形成症 197
胸腺皮質 118
胸腺皮質上皮細胞 118
局所免疫 92
キラーT細胞→細胞傷害性T細胞
クラススイッチ 32, 34, 90, 100
グランザイム 111
クロスリンク→架橋
クローン選択説 23, 27
経口免疫寛容 201
形質細胞 34, 90, 100, 144
血液型 178, 180
結核菌 62, 139, 142, 189
血管透過性の亢進 131, 160
血管内皮細胞 33, 131, 224
血小板活性化因子→PAF
血清病 182
血性補体価 77
ケミカルメディエーター→脂質メディエーター
ケモカイン 8, 33, 81, 220
ケモカイン受容体 204
抗核抗体 184, 186

抗基底膜抗体 177
抗血小板抗体 177
抗原 12, 18, 22
抗原提示（細胞） 24, 36, 50, 52, 54, 82, 104
抗原認識受容体→TCR
膠原病 184
好酸球 160, 163, 221
抗赤血球抗体 177
抗体 12, 18, 22, 34, 64
――のクラス 89, 115
好中球 4, 9, 10, 13, 44, 78, 135, 199
抗PD-1抗体 122, 208
骨髄 21, 98, 102, 195

◆さ行

サイトカイン 218
サイトメガロウイルス感染 202
細胞移動 224
細胞傷害性T細胞 44, 54, 104, 110
細胞性免疫 44, 48, 56, 58, 62, 66, 106, 188
細胞内寄生菌 62, 196
細胞融解型ウイルス 64
殺菌 78, 199
Ⅲ型アレルギー 182
ジアシルグリセロール→DAG
シアリル Lewis^X 222
シェーグレン症候群 184, 186
糸球体腎炎 185
シクロオキシゲナーゼ 159
自己抗原 94, 118, 120
自己免疫疾患 153, 186
自己免疫性溶血性貧血 176
脂質メディエーター 8, 158, 160
自然免疫 18, 34, 46, 48, 58
自然リンパ球 124
重症複合型免疫不全症 197
樹状細胞 6, 8, 24, 46, 82
受動免疫 143
受容体 6, 26
受容体型チロシンキナーゼ

260

228
食物アレルギー 154
真菌 2, 63
蕁麻疹 154, 160
ステロイド 167, 211, 212
セカンドメッセンジャー 235
赤沈 137
接触性皮膚炎 188
接着分子 222
セリン／スレオニンキナーゼ 226
セレクチンファミリー 223
セロトニン 157
線維芽細胞 33, 207
全身性炎症反応症候群→SIRS
先天性免疫不全 196, 199
増殖因子受容体→受容体型チロシンキナーゼ
即時型（アレルギー）反応 160, 162, 166
組織球 80

◆た行
体液性免疫 18, 34, 62, 66
多能性幹細胞 98
ダメージ関連分子パターン 7
単球（系） 10, 76, 80
遅延型アレルギー反応 188
中和抗体 64, 89
腸管関連リンパ組織 201
調節性 T 細胞→Treg 細胞
チール・ネールゼン染色 139
チロシンキナーゼ 226, 228
チロシンキナーゼ会合型受容体 228
ツベルクリン反応 138, 189
低分子量 G 蛋白 235
適応免疫 67
転写（因子） 204, 230
特異的 12
トランスマイグレーション 224
トロンボキサン→TX
貪食細胞 10, 32
貪食作用 11

◆な行
内因性発熱物質 133
内毒素 149
ナイーブ T 細胞 27-30
ナチュラルキラー T 細胞 84
ナチュラルキラー細胞 84
生ワクチン 142
Ⅱ型アレルギー 176
2 型自然リンパ球 31, 124
肉芽腫 57, 188
肉芽腫性炎症 57
二次リンパ組織 99
ニューモシスチス肺炎 202
ネクローシス 110
粘膜リンパ組織 201
能動免疫 142

◆は行
パイエル板 21, 201
敗血症 149
パターン認識受容体 7
発熱 4, 130, 133
パーフォリン 110
ハプテン 94
ヒスタミン 157, 160, 162
非特異的 10
ピノサイトーシス 11
肥満細胞→マスト細胞
日和見感染 202
ファゴサイトーシス 11, 15
ファゴソーム 15
フィブロネクチン 223
プロカルシトニン 137
病原体関連分子パターン 7
不活化ワクチン 142
ブースター効果 18
プロスタグランジン→PG
プロスタグランジン D2 → PGD2
プロスタグランジン E2 → PGE2
分子標的治療薬 227
分泌型 IgA 88, 92
ペプチドグリカン 6
ヘルパー T 細胞 28
ヘルパー T1 細胞→Th1 細胞

ヘルパー T2 細胞→Th2 細胞
ヘルパー T17 細胞→Th17 細胞
保菌 2
補助刺激分子 28
ホスホリパーゼ A2 158
ホスホリパーゼ C → PLC
補体 72, 74, 77, 176
——の古典的経路 75, 176
補体レセプター 73
ホーミング 21
翻訳 230

◆ま行
マクロファージ 6, 8, 10, 24, 46, 80
マスト細胞 6, 8, 156, 158, 160
慢性甲状腺炎 177
慢性肉芽腫 199
ミエロペルオキシダーゼ 78, 200
メモリー B 細胞 98, 144
免疫 18, 68
免疫監視機構 206
免疫寛容 94, 121
免疫チェックポイント 208
免疫チェックポイント阻害薬 122, 209
免疫複合体 182, 184
免疫療法 143, 208
毛細血管 130
毛細血管拡張性失調症 198

◆や・ら・わ行
遊走因子→ケモカイン
溶血 177
Ⅳ型アレルギー 188
ライノウイルス 42
ラングハンス型巨細胞 56, 80
ランゲルハンス細胞 82
リウマトイド因子 184
リガンド 6, 223
リゾチーム 92
リポキシゲナーゼ 159
リポ多糖 6, 229
リンパ管 20
リンパ球 20, 22, 98, 124, 196

261

リンパ球性炎症　45
リンパ節　21, 24
リンパ組織　21
リンパ組織誘導細胞　124
レギュラトリーT細胞→Treg細胞
レクチン経路　75
ロイコトリエン→LT
ローリング　224
ワクチン　60, 68, 142, 144

◆欧　文

ABO不適合輸血　178
ADA欠損症　197
AIDS　202
AP-1　238
B7　146
BCR→B細胞抗原認識受容体
Bruton型（X連鎖）無γグロブリン血症　196
B因子　74
B細胞（Bリンパ球）　22, 34, 90, 98
B細胞抗原認識受容体　22
C3b　73, 79
C5a　73, 182, 221
CCL　164, 221
CCR5　204, 221
CD28　28, 112
CD3　103
CD4　30, 102
CD40, CD40L　28, 34, 209
CD8　30, 44, 52, 102
CD80　112
CD86　112
Cdc42　235
CD分類　103
CH50　77
Chediak-Higashi症候群　200
CHILP　232
CR3　73, 223
CRP　136, 148
CTLA4　112, 208
CXCL　8, 221
CXCR4　204
DAG　235

DiGeorge症候群　197
D因子　74
Eotaxin　164, 221
ERK　231
Eセレクチン　222, 224
Fas受容体，FasL　111, 113
FcγR　78
FcεRⅠ　156
GALT　201
GATA3　232
Gell & Coombsのアレルギー分類　193
GM-CSF　33, 219, 228
Goodpasture症候群　177, 187, 194
Grb2　234
GVHD→移植片対宿主病
G蛋白　229, 235
G蛋白共役型受容体　228, 235
HIV　42, 141, 202, 204
HLA　191, 195
ICAM-1　222
IFN-α　46, 56, 80
IFN-β　46, 59
IFN-γ　30, 32, 47, 54, 106, 138
IFN-γ遊離試験　138
IgA　88, 92
IgD　88, 100
IgE　88, 100, 154, 168
IgG　22, 32, 34, 78, 88, 90, 100, 176, 181
IgG1-4サブクラス　101
IgM　22, 34, 88, 90, 100, 176
IGRA　138
Igスーパーファミリー　228, 236
IKK（IκBキナーゼ）　236
IL-1　8, 24, 133, 219
IL-2　54, 105, 219
IL-3　164, 219
IL-4　32, 100, 106, 219
IL-5　32, 124, 164, 219
IL-6　8, 30, 108, 136, 219
IL-8　8, 33, 221
IL-9　122
IL-10　108, 219

IL-12　30, 54, 106, 212, 219
IL-13　32, 124, 219
IL-17　32, 108, 125, 219
IL-22　125
IL-23　30, 109, 219
ILC　124
ILC1　124
ILC2　124
ILC3　125
IP3　235
ITAM　236
IκB　236
JAK　228, 232
JNK　231
LFA-1　222
LPS　6, 229
LT　9, 159, 170
LT受容体拮抗剤　162
Mac-1（CR3）　222
MALT　201
MAPKカスケード　231
MAPキナーゼ　231
MCP-1　221
MHCクラスⅠ分子　49-52, 84, 104
MHCクラスⅡ分子　24, 52, 104
MHC分子　52, 104, 190
MIP-1α　221, 237
MIP-1β　221
MyD88　234, 237
M細胞　201
NADPHオキシダーゼ　78, 199
NFAT　237
NFκB　236
NKT細胞　84
NK細胞　48, 54, 84, 124, 206
p38　231
PAF　9, 159, 164, 221
PD-1　112, 208
PDL-1　112, 208
PDL-2　112, 208
PG　9, 134, 159
PGD2　160, 229
PGE2　31, 133, 160
PI3K　234, 238
PIP　235

PKC 235	Src ファミリー 228, 234	Th1 細胞 59, 188
PLC 234	STAT 232	Th2 系サイトカイン 32, 164
preT 細胞 102	Syk 234	Th2 細胞 31, 164
P セレクチン 222	TAK1 237	Th9 細胞 122
Rac 235	T-bet 232	TNF-α 8, 111, 148, 206
RANTES 164, 221	TCR 26, 45, 50, 114	TNF-β 111, 206
Ras 235	——の多様性 115	Toll like receptor 6, 229
Rho 235, 238	TCR 遺伝子 114	Treg 細胞 28, 108
Rh 式血液型不適合妊娠 179, 181	Tc 細胞 44, 48, 50, 54, 110	TX 159, 163
	TGF-β 30, 108, 207	VCAM-1 223
ROCK 238	Th1/Th2 バランス 107, 123	VLA-4 223
SH2 ドメイン 234	Th17 細胞 108	Wiskott-Aldrich 症候群 200
SIRS 148	Th1 系サイトカイン 32, 54, 106	Zap70 234, 236
Sos 238		

263

著者紹介

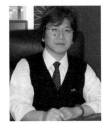

齋藤 紀先(さいとう のりひろ)

弘前大学大学院医学研究科・臨床検査医学講座 准教授／弘前大学医学部附属病院・感染制御センター 副センター長
秋田大学大学院医学研究科修了．医学博士．
日本呼吸器学会指導医，日本アレルギー学会専門医，日本感染症学会専門医，日本心療内科学会専門医，日本臨床検査医学会専門医．常にわかりやすい授業や講演を心がけている．趣味はバンド活動（ドラム）．

NDC 491　271 p　21cm

休み時間シリーズ
休み時間の免疫学　第3版

2018年　2月 9日　第1刷発行
2019年　11月11日　第8刷発行

著　者	齋藤　紀先(さいとう のりひろ)
発行者	渡瀬　昌彦
発行所	株式会社　講談社
	〒112-8001　東京都文京区音羽2-12-21
	販　売　(03)5395-4415
	業　務　(03)5395-3615
編　集	株式会社　講談社サイエンティフィク
	代表　矢吹俊吉
	〒162-0825　東京都新宿区神楽坂2-14　ノービィビル
	編　集　(03)3235-3701
印刷所	株式会社双文社印刷
製本所	株式会社国宝社

落丁本・乱丁本は，購入書店名を明記のうえ，講談社業務宛にお送り下さい．送料小社負担にてお取替えします．なお，この本の内容についてのお問い合わせは講談社サイエンティフィク宛にお願いいたします．定価はカバーに表示してあります．
© Norihiro Saito, 2018

本書のコピー，スキャン，デジタル化等の無断複製は著作権法上での例外を除き禁じられています．本書を代行業者等の第三者に依頼してスキャンやデジタル化することはたとえ個人や家庭内の利用でも著作権法違反です．

JCOPY 〈(社)出版者著作権管理機構 委託出版物〉

複写される場合は，その都度事前に(社)出版者著作権管理機構(電話 03-5244-5088, FAX 03-5244-5089, e-mail: info@jcopy.or.jp)の許諾を得て下さい．

Printed in Japan
ISBN 978-4-06-155718-5